子どもの足のトラブルを防ぐために
0歳からの足育（あしいく）のすすめ

武藤芳照［監修］
玉島麻理
小野直洋
高山かおる
イラスト：久保谷智子

論創社

はじめに

わが子の足の変形を知った時、「どうしてこんな大事なことを誰も教えてくれなかったの？　もっと早く知りたかった。誰か教えてほしかった」と思いました。知っていたら、もっと元気な足を育むことができたのにと悔やみました。

わが子だけでなく、「子どもたちの足を守り育みたい」との熱い想いで、足育（あしいく）の活動を開始したのは２０１０（平成22）年でした。何もないゼロからのスタートで、一つひとつ手探りで進んできたように思います。

２０１３（平成25）年に「足育アドバイザー（登録商標）養成講座」を開講しました。全国に私と同じ思いで活動してくれる足育アドバイザー®が誕生し、お母さんたちに「足育講座」で足の大切さや靴の選び方、運動の大切さをお伝えしてきました。その活動をまとめたものを２０１７（平成29）年に開催された「運動器の健康・日本賞」（公益財団法人運動器の健康・日本協会主催）に応募したところ、うれしくも奨励賞をいただきました。

本書の監修をしてくださった同協会理事の武藤芳照先生から『「足育」という言葉に象徴される

足を基本として、子どもたちのからだを育む（体育）総合的な教育・実践活動である。足はからだの土台であり、足元から子どもたち、そして、生涯にわたる健康づくりにつなげようという優しく力強い愛情と志に裏打ちされた、多彩な活動のプロジェクトである』と選評をいただきました。

私たちの活動を認めていただき、やり続けてきてよかったと仲間と共に喜び合いました。

本書の出版にあたり、武藤先生はじめ多くの方々のご協力と応援をいただきました。心より感謝申し上げます。ありがとうございました。

子どもたちの輝かしい未来のために……

足元から健康を育むために……

本書が、ご家庭や保育の現場で「足育に取り組んでみよう！」と思っていただけるきっかけになれば幸いです。

日本足育プロジェクト協会理事長
玉島 麻理（たましま まり）

◎目次◎

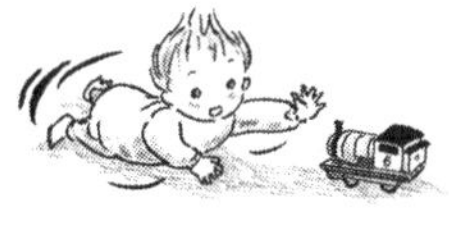

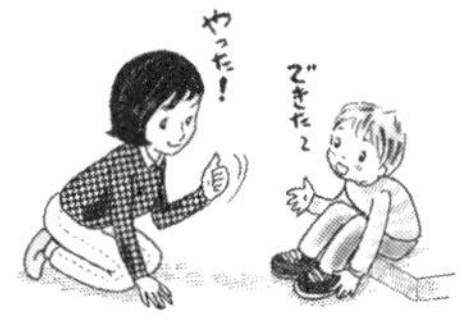
やった！
できた～

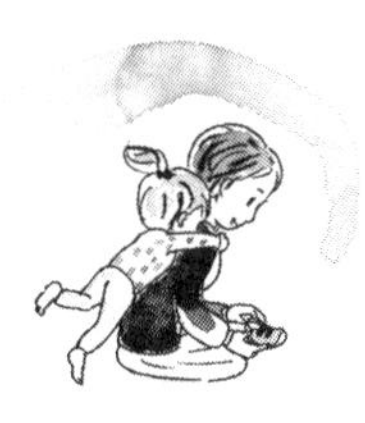

第1章

足育とは

子どもの足は からだの成長の土台

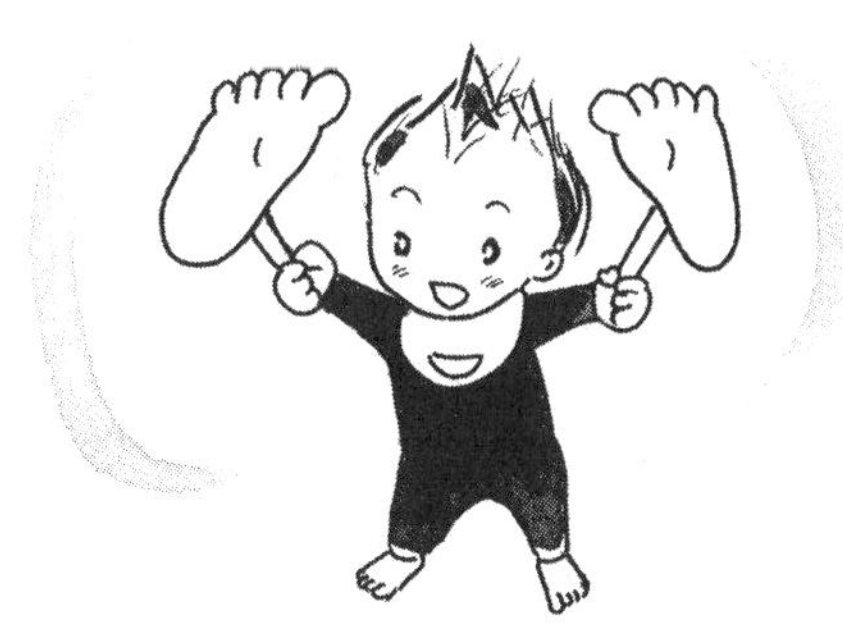

1 足育のはじまり

2010（平成22）年のことです。私は、小学1年生の長男の足の小指の変形に気がつきました。それまで自分の子どもの足に目をやり、じっくり見つめることなどしていなかったのですが、それ以後、近所の子どもたちの足に注意を向けると、皆、足のどこかしらに変形があり、わが子だけの問題ではないことがわかりました。

足の変形を放置していると、日常の生活や運動に影響を及ぼし、背中のゆがみや姿勢の悪さにつながり、自律神経の変調や、からだ全体の不調をきたす可能性があることを知ったのです。

「このままでは、子どもたちのからだが心配！」、日本の、世界の未来を担う大切な宝である子どもたちを守り育みたいとの思いから、「子どもの足を大切にするママの会」というサークルを立ち上げました。地元の奈良県及び近隣の大阪などの各地で、お母さんたちを対象に、「足ママ勉強会」と銘打ち、子どもの足についての勉強会を開催してきました。

県や市の保健センターや幼稚園・保育園での健康診断時に、足の計測を取り入れていただけないかと、役所や幼稚園・保育園を訪れ、要請や陳情を行いましたが、迅速な協力を得ることはできませんでした。

そこで、意を決して、遠回りかもしれないけれど、草の根的に、一人ひとりのお母さんたちに、子どもの足の大切さを伝えていこうと、地域の子育てサークルのお母さんたちに呼びかけ、地道に普及・啓発活動を積み重ねました。

もちろん、現代の子どもの足の問題は、奈良県だけに起きているわけではありません。２０１１（平成23）年に、「フットケアサロン」をスタートした時には、遠く関東からもわざわざ子どもの足の相談に来られた方がありました。また、信越地域や九州からもメールで問い合わせをいただき、これは日本全体の問題だと認識させられました。

そして、子どもの靴選びや、０歳からの足育を広めていくことが、子どもたちの輝く未来を育むと確信し、２０１３（平成25）年2月、「足育」の普及・啓発を目的として特定非営利活動法人「日本足育プロジェクト協会」を設立したのです。

2 足育とは

日本足育プロジェクト協会では足育を「足の大切さを知り、足を健康に育てることを家庭を中心とした日常生活の習慣、特に子育てに取り入れ、実践すること」と定義しています。

（1）足を大切にすること
（2）自分の足に合った靴を選ぶことが当たり前になること
（3）足元から健康を育むこと
を目指しています。

足はからだを支える大切な土台ですが、最近、大人だけでなく子どもにも足のトラブルが増えているのです。足育は、子どもはもちろん、大人にとっても一生にわたって必要です。足を育てる意識をもつことは、自分のからだと心に向き合うことにつながります。私たちは、『0歳からの足育～生涯足育プロジェクト～（登録商標）』を通して、一人ひとりが元気に自分の道を歩き続ける、豊かな社会を築きたいと願っています［図1］。

3 少子高齢化社会の今こそ、足育を

現在、日本の人口は、着実に減ってきています。また、高齢者（65歳以上）の割合は、28・4％（2019年）となり、高齢化社

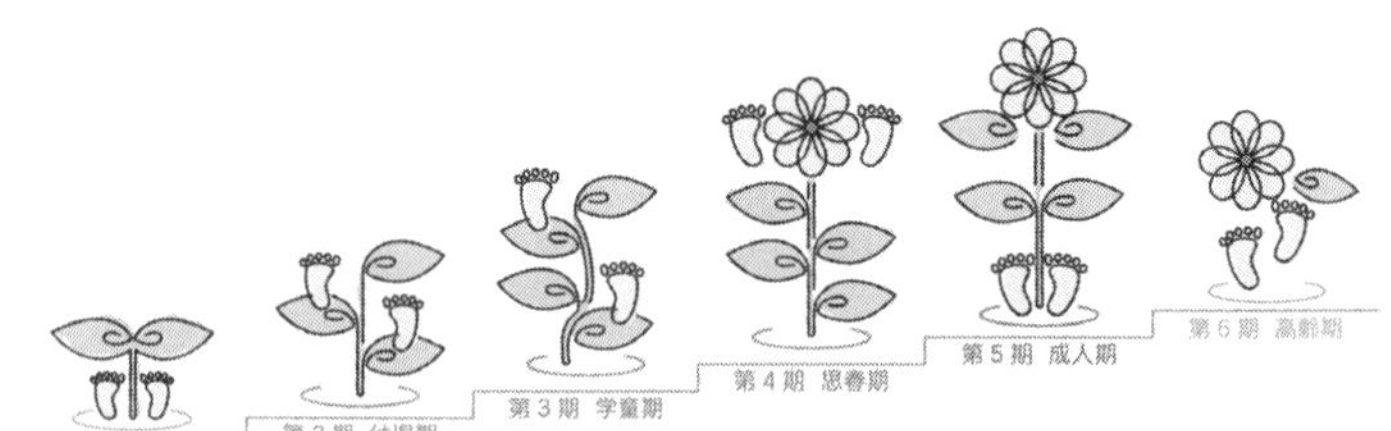

図1　人の生涯と足育

会（高齢者の人口が全人口の7％を超える）、高齢社会（同14％）を経て、今や超高齢社会（同21％）となっています。一方、子ども（14才以下）の割合は、12・1％（２０１９年）と、子どもの数よりも圧倒的に高齢者が多い少子高齢社会の傾向は今後さらに強まると予測されています。

40年前には、胴上げ型（1人の高齢者を現役世代4人で支える）と言われていた社会ですが、現代では騎馬戦型（1人の高齢者を現役世代3人で支える）となり、そしておよそ30年後には、肩車型・おんぶ型（1人の高齢者を1人の現役世代で支える）社会が現実のものとなります［図2］。

このような超高齢社会で大切なことは、今の高齢者が元気であり、介護予防の対策が広がること、今の現役世代（いずれ高齢者となる）が健康を保ち疾病・障害が悪化しないように適切な健康増進・予防医学体制を作り上げ実践することです。そして、もっとも大切なのは、今の子どもたちが元気に育ち、生涯健康で健や

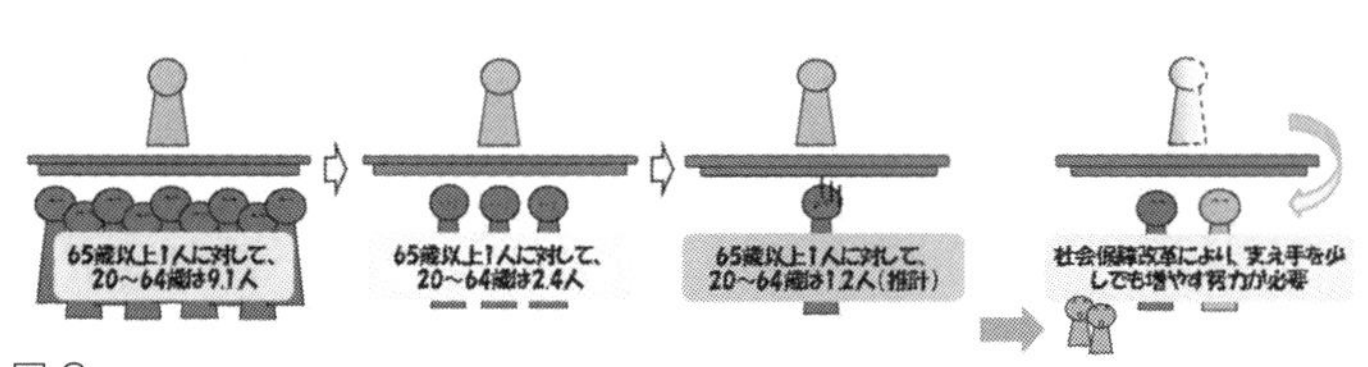

図2

出典：総務省「国勢調査」社会保障･人口問題研究所「日本の将来推計人口（平成24年1月推計）（出生中位・死亡中位）、厚生労働省（人口動態統計）

かで実りある日々を過ごすことができるように大人たちが守り育むことです。

究極・最良の介護予防対策は、「元気な子どもたちをたくさん育てること」です。

私たちは、［図1］に示したように、人の生涯を6期に分けて各期にわたる足育を進めています。とりわけ、からだの基礎を作る第1期の乳児期、第2期の幼児期の足育の重要性を強調しています。

「這えば立て、立てば歩めの親心」と言いますが、子どもの健全な成長・発達を願う親の心は、古今東西変わることはありません。足を大切に、足元から健康を育む足育の考えを実践することで、第3期の学童期、第4期の思春期、そして大人になってからの第5期の成人期、第6期の高齢期を元気に過ごすことができるのです。

今の子どもたちもいずれ大人となり現役世代となって、高齢者を背負ったり肩車をして支えることになります。おんぶでも、肩車でも、足元がしっかりしていなければ安定して行うことはできません。大人になって足元がしっかりする、健やかで元気なからだのためには、子どもの頃からの普段の生活習慣が大切です。そして、足を大切にし、足元から健康を育むという意識を、お母さん、お父さん、おばあちゃん、おじいちゃんなど、子どものまわりの大人たちがもっていることが必要です。

「意識が変われば行動が変わる、行動が変われば習慣が変わる」のです。私たちは、一人ひとりの子どもの足育が、実は今の超高齢社会の日本社会を支えつつ、輝かせることにも結びつくと信じています。

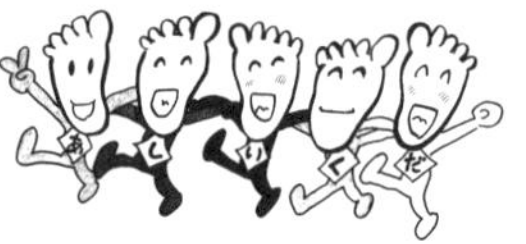

第2章

現代っ子の足のトラブルが増えている

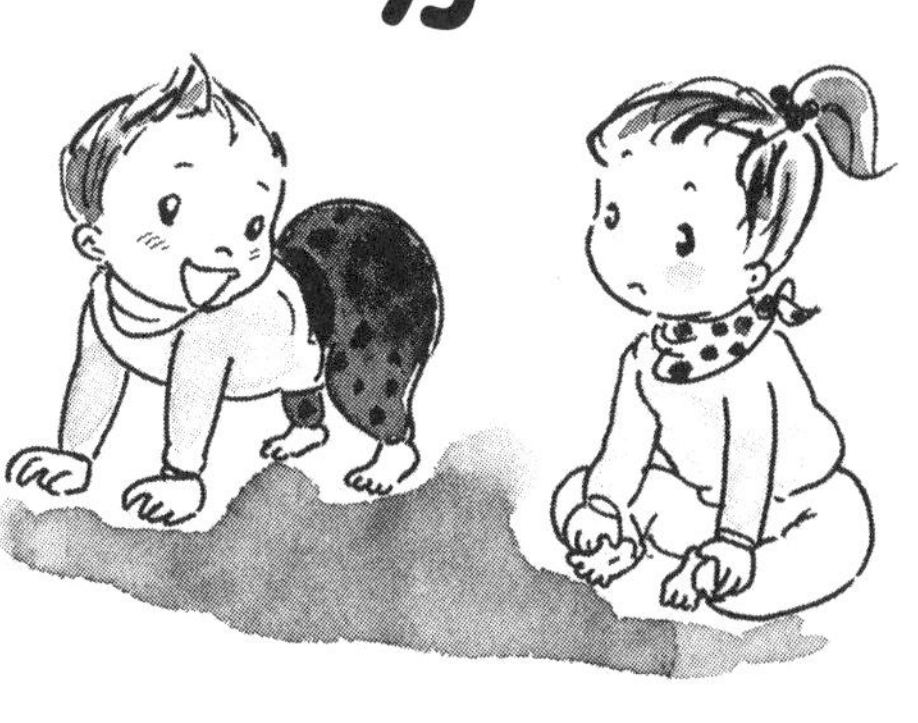

お子さんの足をじっくり見てみてください。
足の指は、真っ直ぐに伸びていますか?
足の指は、しっかりと床についていますか?

お子さんの様子を思い出してみてください。
少し歩くと、すぐに「疲れた〜」と言いませんか?
よく転びませんか?
「足が痛い!」と言いませんか?

最近、子どもの足にトラブルが増えてきていることをご存知ですか? 足はからだの土台です。
その土台である足に、何らかのトラブルが小学生の70%以上にあるという結果も報告されています
[公益財団法人・日本学校体育研究連合会「児童生徒の足に関する実態調査」による]。
私たち日本足育プロジェクト協会の主要な活動の一つである足の計測会で、気になる子どもの足を数多く見てきました。

子どもたちの足に一体何が起こっているのでしょうか？　その例をいくつかご紹介します。

1 足のトラブルの内容

(1) 浮き指

［写真１］は、地域のイベントで足計測を行った時のもので、小学校５年生の女の子の足です。立った時に、足の指が地面につかず浮いたままになっています。このような状態の足は「浮き指」と呼ばれています。この女の子は足に合うサイズより２センチも大きい靴を履いていて、靴の中には砂がたくさん入っていました。大きい靴が脱げないように、足の指で靴をすくいながら歩いていたようでした。

この浮き指は、特に痛みがあるわけでもないので、親も子どもも気づかないことが多いようです。しかし、文字通り、「地に足をつけて」立つ、歩く、またぐ、昇って降りるなどの日常生活動作をしっかり行うには望ましくないため、姿勢の悪さや疲れやす

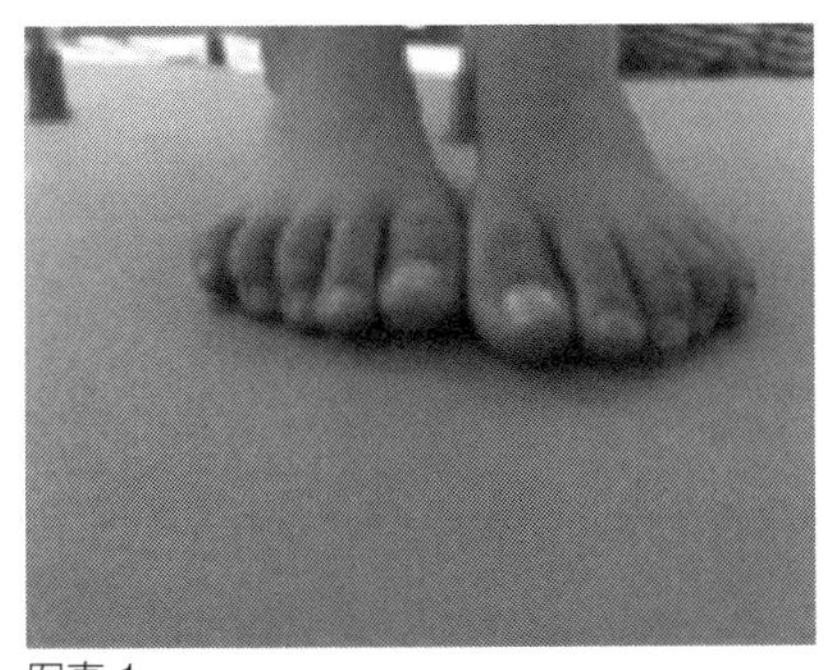

写真１

さ、転びやすさにつながっていくこともあります。また、小学生や中学生になると、腰痛や肩こり、膝や足裏の痛みなどに結びつく可能性もあります。

どうして「浮き指」になってしまうのでしょう?

乳幼児の頃から普段の生活の中での動きや姿勢によって、あるいは、遊びなどで運動量が不足していることや、足に合わない履き物を履いていることなどが原因として考えられます。具体的には便利な育児用品の普及で、赤ちゃんの動きが制限されることにより、「はいはい」を十分に経験していなかったり、歩き始めてからサイズが大きすぎる靴や小さすぎる靴を履いていることが原因として考えられます。また、サンダルやスリッパなど、かかとのない履物を長期間にわたって履くことも、浮き指につながると言われています。

(2) 扁平足

[写真2]は、小学校1年生の女の子の立っている時の足の裏です。足の裏全体が床についています。

土踏まずとは、足の裏にあるアーチです。このような足の状態はいわゆる「扁平足」と呼ばれています。赤ちゃんや歩き始めの子どもの頃は、見た目には土踏まずがありません。土踏まずになっていく骨の構造が、軟らかい脂肪に包まれているからです。寝返り、はいはい、歩く、走る、跳ぶなどの運動発達を通して脂肪は減り、筋肉が成長し、土踏まずがわかるようになります。

土踏まずは、3歳頃から形があらわれ始め、6歳ではだいたいの形が整ってくるといわれています。現代の子どもたちは、からだを動かす機会が少なくなり、日常生活での歩数も減っていて、アーチを形成するのに必要な物理的・生理的刺激が少ないために、「扁平足」の子どもたちが増えていると考えられます。

幼児期の扁平足のほとんどの場合は、成長に伴い自然にアーチが形成されていきます。成長を妨げない靴を選び、たくさん歩き、思う存分遊ぶ中で土踏まずは成長します。生まれてから6歳までの間に、生活の中でどれだけからだを動かすかが、土踏まずの成長に大きく関わります。ただし、変形の程度が強い場合は、先天的な病気が原因のこともありますので、整形外科の医師にご相談ください。

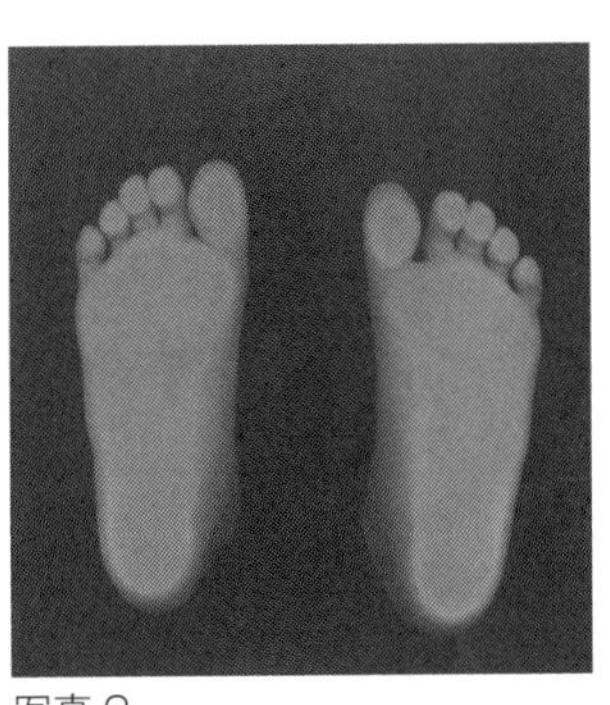

写真２

（3）足指の変形

［写真3］は、年長の女の子の足です。足の小指、薬指、中指が内側に曲がっています。靴は足に合うサイズよりも1センチくらい大きいサイズを履いていました。お母さんの話では、「子どもが『きつい』と言ったので買い替えました。私も自分の親もこういう足だから、遺伝だと思います」とのことでした。

履いていたスニーカーは幅が細めのデザインのため、この女の子の足の幅に対しては横幅が細すぎるようでした。また、ベルトをしっかり留めておらず、靴の中で足が前後に動いていました。靴の中で足が動くことで、足指が靴の前の方にあたり、それを女の子は「きつい」と表現したのでしょう。

靴の長さのサイズが大きすぎたことと、かかとに合わせて靴を履けていなかったことが、足の指の変形をきたした原因の一つではないかと考えられます。

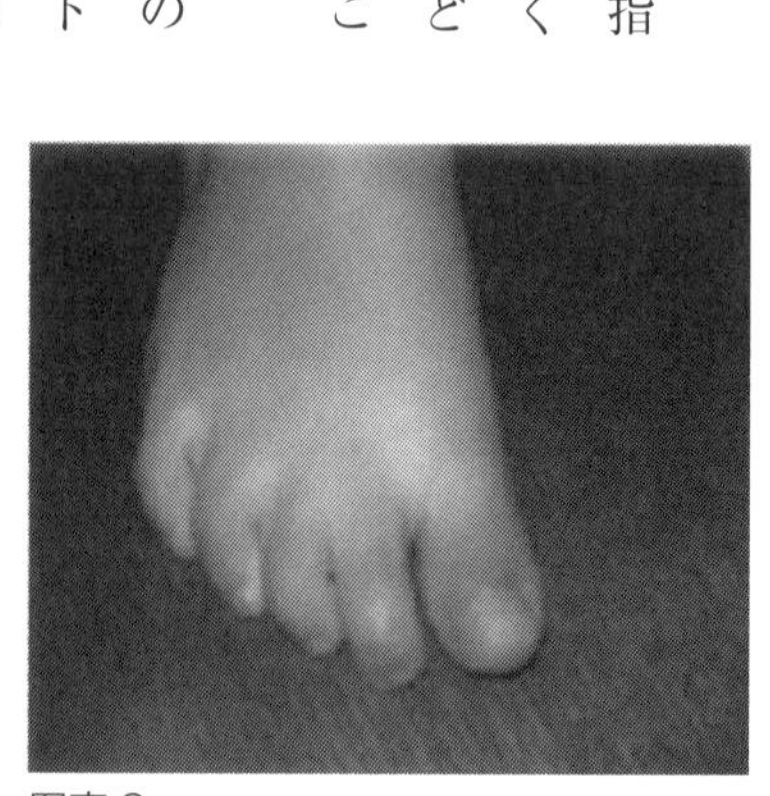

写真３

（4）外反母趾

［写真4］は4歳の女の子の足です。足に合う適正な靴のサイズより2センチ近く小さい靴を履いていました。1年以上靴を買い替えていなかったそうです。親御さんの話では、「痛いと言わなかったので、サイズは変わっていないと思っていました」ということでした。

幼児期は、多くの人が考えるよりも足のサイズの変化が早い時期です。特に春から夏にかけて著しく成長します。子どもの足の骨は、大人の足と違ってまだ軟らかい軟骨ばかりです。子どもは「軟骨人間」なのです。そのため痛みに気づきにくく、靴がきついかどうかも、自分ではわかりません。「サイズアウト」（靴の大きさが足の大きさと合っていないこと）がどういうものか、自分で判断することができないのです。

子どもの足は未完成な状態のため、足に合わない靴がすぐに変形につながることがあります。大人の足のトラブルとして知られ

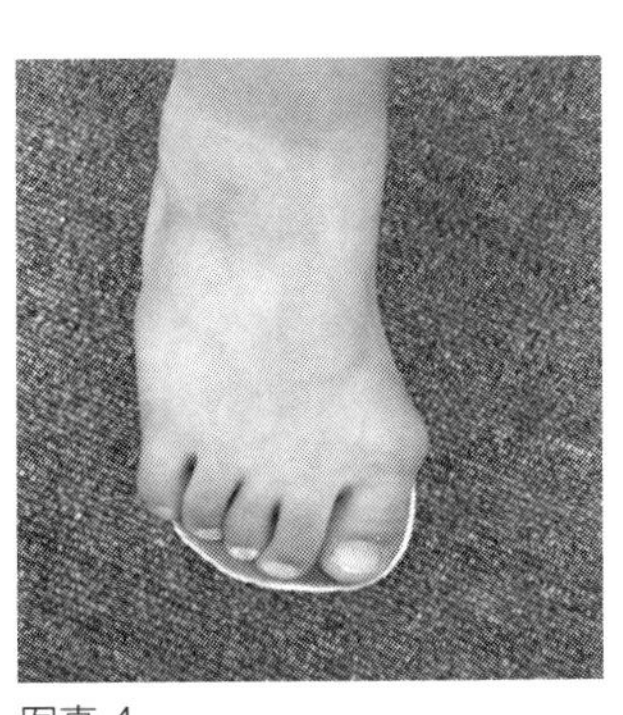

写真4

る外反母趾などが、写真４のように、４歳の子どもにも起こることがあります。子どもの足の指が変形してしまう原因の多くは、親の靴の選び方にあります。

すぐサイズが変わるからと、大きめの靴を履かせること、気づかないうちにサイズが小さくなっていること、大人が履くようなヒールのある靴を履くこと、サッカーや野球などのスポーツのための機能性シューズを日常でも履くこと。このようなことが足の指の変形につながります。

子どもの足のトラブルを防ぐためには、靴を買う大人が、正しい子どもの靴の知識をもつことが必要です。

（5）皮膚のトラブル

足の裏の一部の皮膚が硬くなる「ウオノメ」「タコ」は足の皮膚のトラブルです。「ウオノメ」は透明の芯が真ん中にあり、ひどくなると痛みを伴うこともあります。「タコ」は芯がなく、押さえてもあまり痛みがありません。どちらも圧迫や摩擦から皮膚を守ろうとする防御反応で発生します。このようなトラブルは、足に合わない靴や歩き方が原因で起こります。

子どもは体重が軽いので、足に強い圧迫や摩擦はかかりにくく、普段、激しいスポーツをしていない場合には、タコやウオノメではなく、「イボ」の可能性があります。

子どもの足の裏にはミルメシアと呼ばれる、ウオノメそっくりの痛いイボができることがあります。このような場合は早めに皮膚科を受診するようにしてください。

（6）運動機能のトラブル

「運動器」とは、運動器具のことではなく、骨・関節・筋肉・じん帯・腱・神経など、からだを支えたり動かしたりする器官の総称です。

今、運動不足のために、この運動器の機能がしっかり発達していない（運動器機能不全）の子どもがよく見られます。からだが非常に硬い、雑巾が絞れない、転んだ時に手で支えられずに顔にケガをする、転んだだけで骨折してしまったり、跳び箱で両手首を骨折するなどの例があります。

平成28（２０１６）年度より、学校の健康診断に運動器検診が新たに加わりました。家庭に次頁のような用紙が配られ、かかと

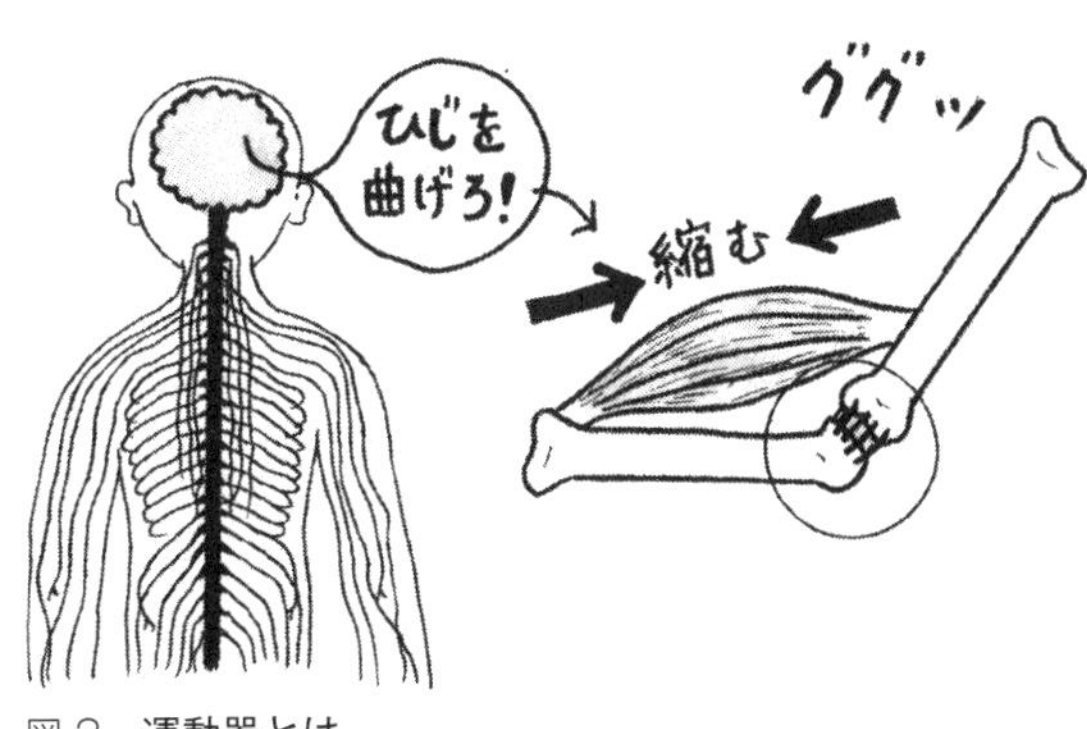

図３　運動器とは

表1　運動器についての保健調査票

公益財団法人　運動器の健康・日本協会　令和2(2021)年1月版

運動器（脊柱・胸郭，四肢，骨・関節）についての保健調査票

学校名	学年　組　出席番号	氏名（フリガナ）　性別	生年月日
学校	年　組　番	（　　　　　）□男 □女	平成　年　月　日生

次の質問のあてはまる項目に☑印をつけてください。（↓保護者記入欄）　記入日　令和　年　月　日

I．現在、どんな運動部活動やスポーツ少年団各種教室・クラブなどに入っていますか？ （例：小3よりサッカースクール，小1よりバレエ）	□入っていない □入っている （　　　　　　）
II．以前や現在、病院などで治療または経過観察を受けていますか？（例：10歳の時、右膝半月板手術）	□なし □ある（　　　　　　）

III．背骨についてあてはまる□にチェックしてください。（↓保護者記入欄）		学校医記入欄（事後措置）
1．背骨が曲がっている。 ①②③④	□①肩の高さに左右差がある □②ウエストラインに左右差がある □③肩甲骨の位置に左右差がある □④前屈した背面の高さに左右差があり、肋骨隆起もしくは腰部隆起がみられる （※このチェックが最も重要です） □⑤①〜④はない	（全員に直接検診します） □①異常なし □②経過観察・簡易指導＊ □③整形外科への受診要
IV．腰と四肢についてあてはめる　□にチェックしてください。（↓保護者記入欄）		（支障があれば、直接検診します）
1．腰を曲げたり反らしたりすると痛みがある。 前屈（曲げる）　後屈（反らす）	□①曲げたら痛い　（いつ頃から：　　） □②反らしたら痛い（いつ頃から：　　） □③曲げても反らしても痛くない	□①経過観察・簡易指導＊ □②整形外科への受診要
2．腕（うで）、脚（あし）を動かすと痛みがある。 （右の図に、痛い部位に○をつけてください。）	□①痛みがある （いつ頃から：　　） □②痛みがない	□①経過観察・簡易指導＊ □②整形外科への受診要
3．腕、脚の動きに悪いところがある （右の図に、動きが悪い部位に×をつけてください。）	□①動きが悪い （いつ頃から：　　） □②動きは悪くない	
4．片脚立ちが5秒以上できない。	□①5秒以上できない □②できる	□①経過観察・簡易指導＊ □②整形外科への受診要
5．しゃがみこみができない。 （足のうらを全部床につけて完全に）	□①しゃがめない □②しゃがめる	□①経過観察・簡易指導＊ □②整形外科への受診要

学校記載欄（養護教諭など）
学校での様子や運動・スポーツ活動での気付いたことなどがあれば記載する

総合判定　　**学校医名**
□①経過観察・簡易指導＊（＊親子のための運動器相談サイト参照）
□②整形外科への受診要

備考（学校医記載欄）

をつけたまましゃがみ込みができるか、上半身を前に曲げたり後に反らしたりするときに痛みがないか、腕や脚に痛みや動きに悪いところはないか、片足立ちが5秒以上できるかなどをチェックします［表1］。

チェックする理由は、現代の子どもたちには、運動不足による体力・運動能力の低下と、運動のしすぎによるスポーツ障害の二極化が深刻になっている現状があるからです。検査によって、運動器の健康状態の把握や運動器疾患・障害を早く発見することを目的としています。これまでの調査研究から、何らかの運動器疾患・障害を有する子どもたちが1〜2割いることが推定されています。

地域の健康フェスティバルで、足育のブースで「ミニ足育講座」に参加してくれた5人の小学生（高学年）に、しゃがみこみをしてもらいました。足裏を床につけてしゃがもうとすると後ろに倒れてしまったり、膝を90度以上曲げられず、全員しゃがむことができませんでした。地域のスポーツクラブで週末にサッカーをしているそうですが、特定の運動ばかり行っていると、使われる部分が偏ります。それによって運動器のバランスが崩れ、使わない関節は硬くなり、使わない筋肉は発達せず、運動器の柔軟性が失われます。一つのスポーツだけでは、子どもたちのからだは、バランスよく成長・発達していかないことを表わしています。

子どもの体力・運動能力を高めるためには、運動をさせる働きかけも大切ですが、それよりも遊びを通して、からだを動かすことの方が、運動神経を発達させるという研究結果もあります。外で遊ぶ習慣が乏しい現代の子どもたちには、大人の私たちの積極的な関わりが必要になると思います。

2 足のトラブルを生み出すもの

現代の子どもたちの足のトラブルが増えていたり、運動能力が低下しているのは、なぜなのでしょうか？

毎年行われている「体力・運動能力調査」（文部科学省）によると、子どもの体力・運動能力は、調査開始以降、1985（昭和60）年頃から現在まで低下傾向が続いています。

子どもの体力低下の原因は、私たち大人の意識の中で、外遊びやスポーツよりも、学力の向上を重視する傾向があるからだと言われています。また、生活が便利になり、生活様式が変化して、日常生活においてからだを動かす機会が減少してきていることも関わっています。

（1）運動不足になった原因

子どもが運動不足になった原因として、スポーツや外遊びに不可欠な要素である時間、空間、仲間の3つの間（三間さんま）の減少が考えられます。

①時間

内閣府で行っている「青少年のインターネット利用環境実態調査（平成30年度）」より、小中学生のインターネットの利用時間を見ると、小学生で平日平均使用時間が118・2分、中学生で163・9分と年々スマホやタブレットの利用数、利用時間とも増え、室内で過ごすことが増加し、外遊びは減少していることがわかります。今や1歳でもスマホを使い、動画などを自分で検索をして見る時代です。これからますますインターネットの利用は増えることが予測されます。外遊びはもちろん、室内でもからだを動かすことを大人が意識することが必要です。

②空間

都市公園や学校開放、公共のスポーツ施設は増加しているものの、都市化や自動車の普及で、子どもたちが自由に遊ぶ空き地や生活道路が少なくなりました。公園に行っても危険という理由で遊具も少なくなっています。野球やサッカーなどの組織的にスポーツをするための場所は整備されてきていますが、普段着で好きな時に少人数で遊んだり、スポーツをする場所は少なくなっています。

③仲間

少子化が進み、兄弟姉妹の数が減って、スポーツや外遊びの仲間となる身近にいる子どもが少なくなっています。

また、学校以外の習い事などで子ども自身が忙しく、平日の放課後に遊びたくても、自由な時間が取れなかったり、友達と時間が合わないことで仲間をつくりにくいことも考えられます。

仲間が少ないので群れることがなくなり、自分たちで外遊びを考え出すことが難しくなり、ゲームやスマホなどの室内遊びをする悪循環に陥っているように思います。遊び仲間の減少がスポーツや外遊びをやりにくくする要因ともなっています。

(2) 生活環境の変化

主に都市部では、地域の学区が狭くなり、通学で歩く距離が少なくなりました。また、幼稚園や保育園への送迎は自転車や自家用車、園バスなどが、今や当たり前となっています。スーパーでは、キャラクターのカートに乗せて買い物をし、車まで横付けしてお子さんをチャイルドシートに乗せる光景もよく見かけます。

特に地方では、車を一人1台持っている家庭も当たり前で、どこへ出かけるにもドア・トゥ・ドアで済み、歩く機会がほとんどありません。

幼児期に歩くことで足は育ちます。子どもは歩く中で、段差や隙間をジャンプしたり、しゃがんで虫や花を見たり、あえて足場の悪い所に行ってみたりします。そういう動きが足を育て運動能力の向上に役立ちます。

（3）便利な育児グッズ

家の中でよく使われる育児用品に、抱っこひも、ベビーベッド、赤ちゃん椅子、横揺れベッドや歩行器などがあります。横揺れベッド（バウンサー）は赤ちゃんの動きによって椅子が動くために、機嫌よく座ってくれるので、お母さんは安心して用事ができるというメリットはありますが、しかしその反面、赤ちゃんは自由な動きが制限されるというデメリットがあるのです［写真５］。

（4）親の認識と知識

家事に育児に仕事に忙しい毎日を過ごす私たち。

育児用品を便利に使用することも活用する時もあります。長時間にわたる育児用品の使用は、子どもの自由な動きに制限をかけてしまうこともあります。育児用品を使用することが悪いわけで

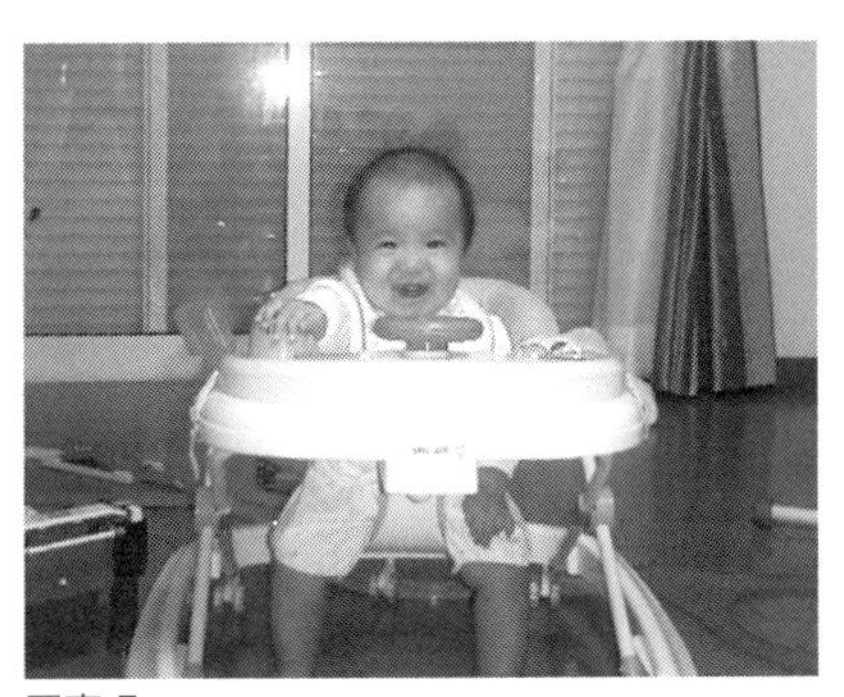

写真５

はなく、上手に活用し、長時間使用した場合は、同じ姿勢をしていたことでからだのくせができてしまうので、使用後に軽くマッサージなどしてからだをほぐしてあげましょう。大人の知識が子どもの健全な成長を育みます。

子どもの成長の時は、今しかありません。

6歳頃までに、子どものからだを支える足の基礎ができあがります。それを考えて、子どもの足を育てる時間を親子でつくってみませんか?

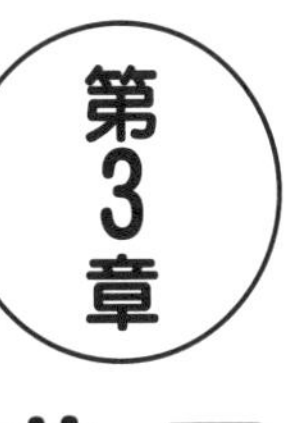

第3章 子どもの足の構造と成長・発達

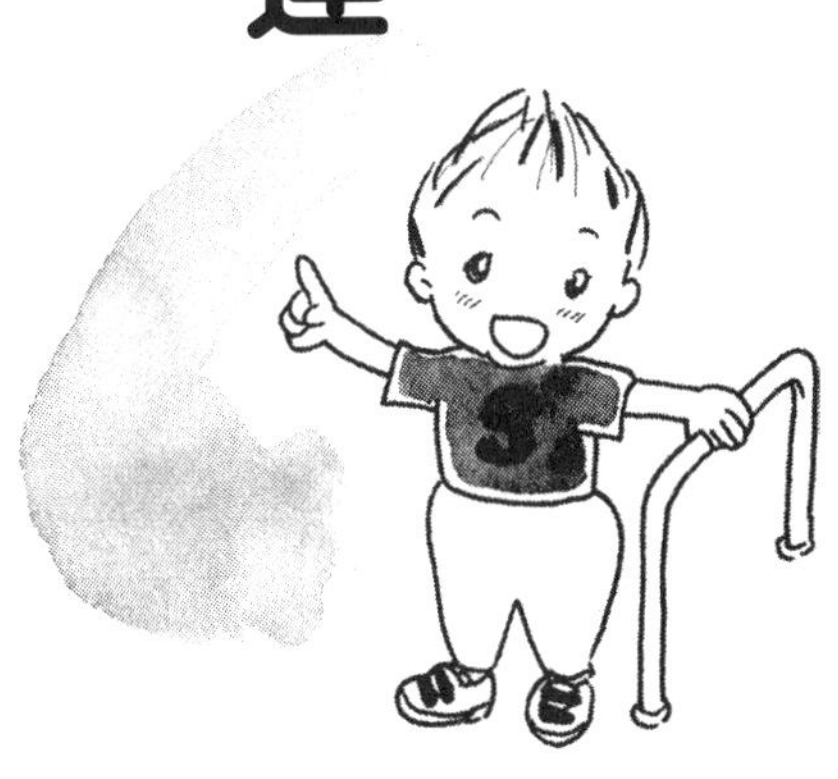

子どもの足を育むという考えは、「体育」という言葉が「からだを育む」を意味するように、子どものからだがバランスよく成長・発達し、一人ひとりの子どもたちの個性や特長が引き出され、健康で活動的な日々を過ごせるように、足を中心にしっかり子どもたちを見つめ、守り育むという意味を有しています。

それをうまく実践するためには、子どもの成長・発達の基本的な特徴と足の構造のポイントを知っておくことが大切です。

1 からだの成長・発達

子どもの姿を描く時の要点をご存じですか。第一に、顔に比べて頭と額を大きくすること、口や鼻に対して目を大きくすること、全身的には、頭でっかちで脚を短くすることなのです。第二に、成長に伴い頭と身長の比率を変化させることです。お母さんのお腹の中に居る時代の胎生2カ月では2頭身、胎生5カ月で3頭身、生まれたばかりの時で4頭身です。6歳で6頭身となり、12歳で7頭身、そして、成人の25歳で8頭身と変化しています（図4）。

何と言っても子どもの最大の特徴は、「頭でっかち」です。では、なぜ頭が大きいのでしょうか。

それは、幼い頃は、脳・神経の成長・発達が著しく、これに伴う全身の神経ネットワークをつくり上げる大切な時期なので、それだけの頭の大きさが必要なのです。

米国の人類学者・医学者のスキャモン（１８８３〜１９５２）が作成した有名な「スキャモンの発育曲線」（成長パターン）を見てみましょう〔図５〕。

成長パターンは４つの型に区分されています。１番目のもっとも成長の早いものが神経系です。この中には、脳、脊髄、眼球、頭の大きさなどが含まれます。神経系の発達は、８歳頃には、ほぼ完成してしまうことがわかります。

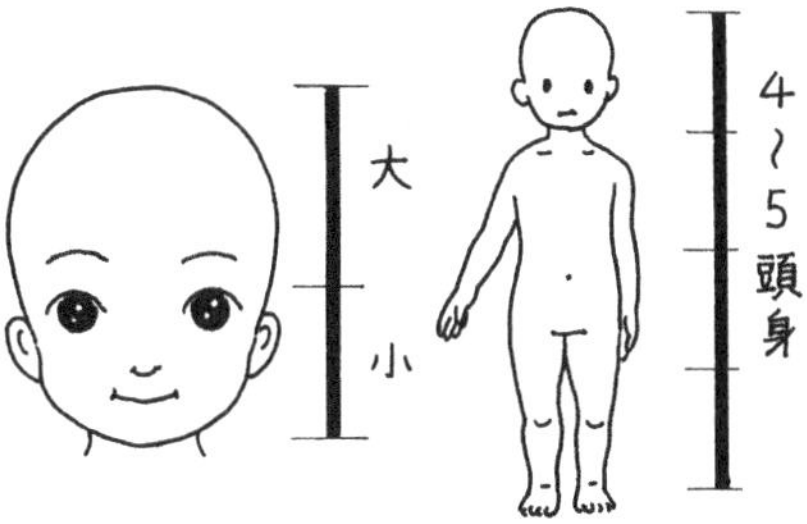

図４

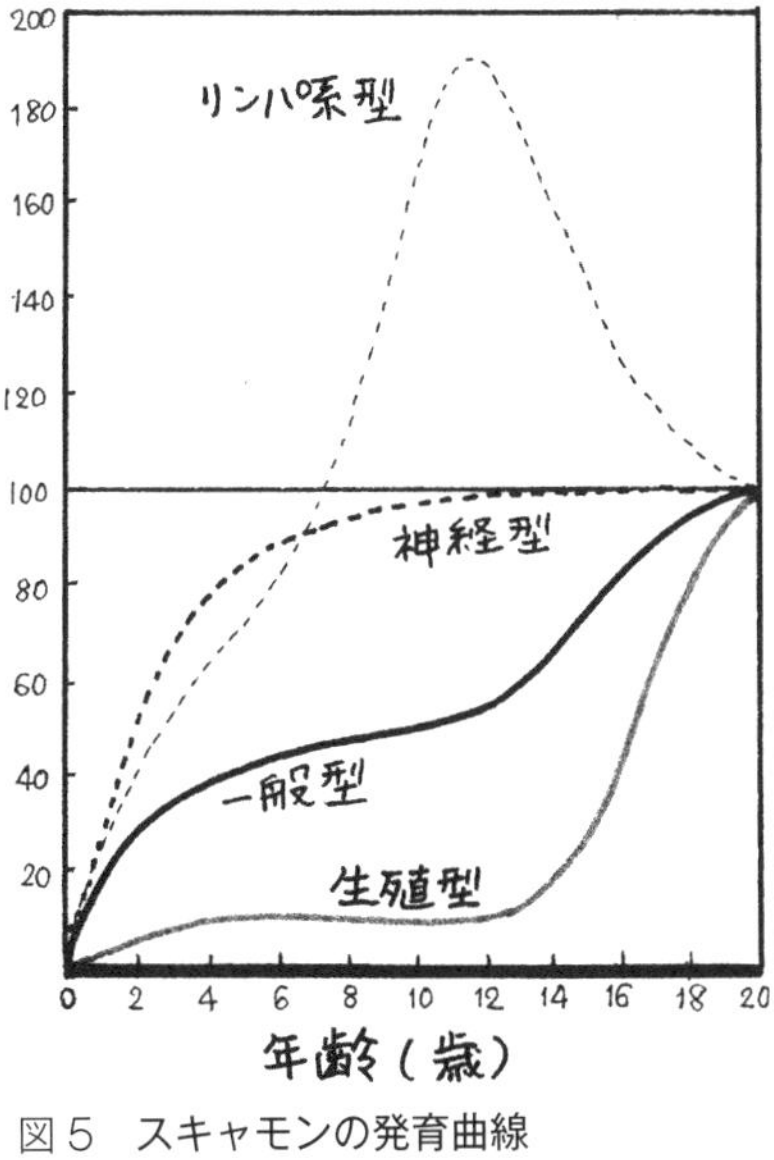

図５　スキャモンの発育曲線

2番目のリンパ系は、12歳頃には、成人の約2倍まで働きが高まります。そしてそのあとは徐々に低下します。この型に含まれるのは、胸腺、リンパ節、ノドの扁桃、アデノイド、腸間リンパ組織などがあります。

3番目に、生殖型と呼ばれるものがあります。この型に含まれるのは、睾丸、副睾丸、前立腺、精嚢・卵巣、子宮があります。この型は、思春期まではほとんど変化しませんが、思春期になると一気に成長し始め、20歳頃に成熟します。

4番目は、一般型と呼ばれるものです。これは先に述べた3つの型に含まれるものを除いたすべての器官が含まれます。具体的には、全身、外的計測値（頭部を除く）、呼吸器、消化器、腎臓、大動脈ならびに肺動静脈、脾臓、筋肉系、骨格系、血液量などです。この型の特徴は、出生直後と思春期の2回にわたって成長の盛んな時期があることです。

このように、器官によって成長・発達の度合やパターンが異なることを知って、子どもに対しては、年齢に応じた向き合い方が必要なのです。

2 成長・発達段階に応じた働きかけ

子どもの遊び、運動、スポーツ、舞踊・ダンスなどのからだを動かすこと（身体活動）を考える時、特に運動機能の成長・発達の特徴を知っておくことが大切です。

［図6］に神経系（動作の習得）、呼吸循環系（ねばり強さ）、筋系（力強さ）の発達を示しました。ここからわかるのは、からだの運動に関わる機能は、特別な働きかけをしなければ、神経系、呼吸循環系、筋系の順に発達するということです。

「目に青葉　山ほととぎす　初鰹」（山口素堂）と初夏の風物が詠まれ、風物には旬があることを表しています。

それと同じように、子どもの成長・発達や働きかけにも、旬（それに適した時期、ふさわしい時期、望ましい時期）があります。

おおまかに言えば、10歳以下の神経系の発達

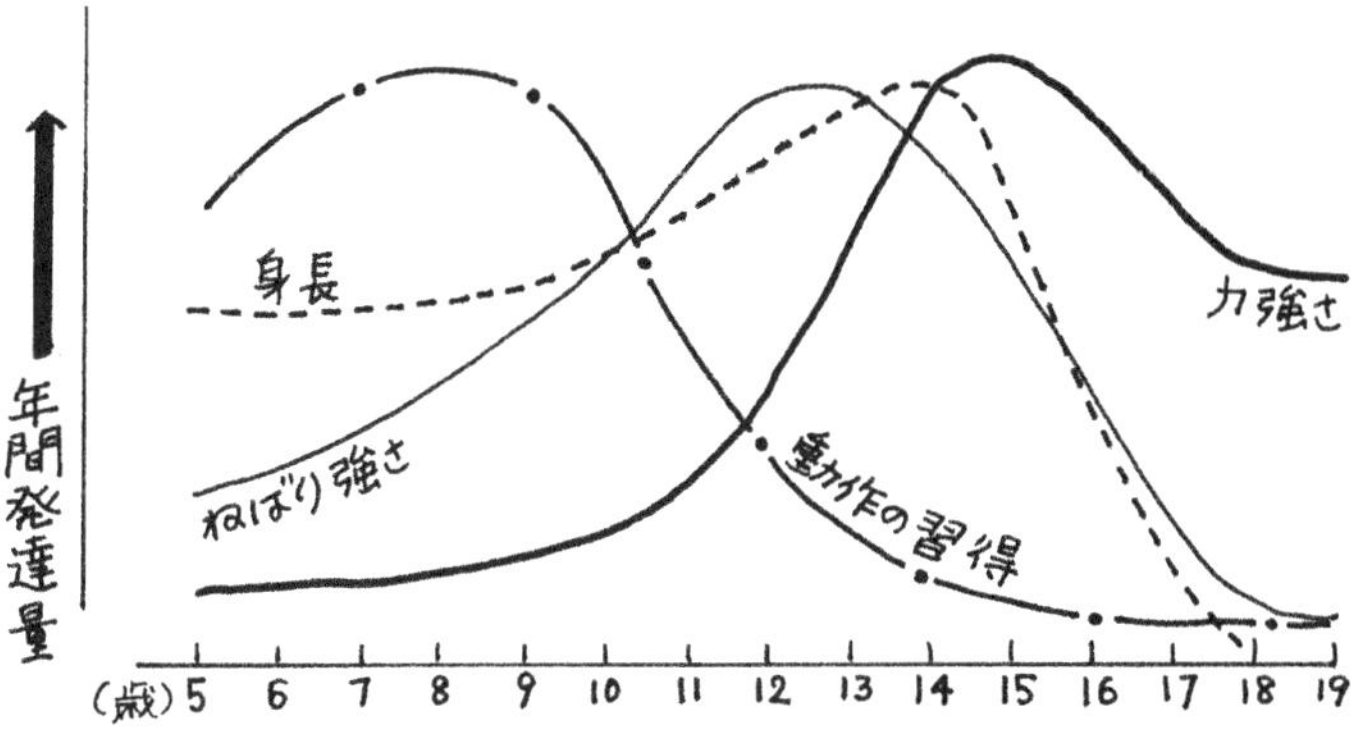

図6　運動能力や体力はいつごろ発達するか（宮下充正、1984）
動作の習得はここでは、音がしたらすばやくボタンを押すという動作の反応時間で代表させた。身のこなしの上手・下手は、こうした神経系の反応の速さ（敏捷性）だけで言えるものではないが、これも上手になるための大切な要因である。ねばり強さは、1分間にからだの中に酸素を取り込む能力、最大酸素摂取量でみた。力強さは、筋肉の代表として握力の発達をみた。

の盛んな時期には、できるだけさまざまな動きを覚えさせること、11～14歳の頃の身長の成長がもっとも著しい時期には、スタミナをつけるような全身運動を行うこと、身長の伸びのピークが過ぎたころから、筋力を高めるようなトレーニングを行うこと、これが成長の各時期の特徴からみた運動のポイントです。

つまり、身のこなしのたくみさ「じょうずになろう」、スタミナ「ねばり強くなろう」、筋力「力強くなろう」をそれぞれの時期に応じて高めていくことが大切なのです。

とりわけ、幼い子どもから小学生低学年までの時期は、神経系の著しい発達に応じて、さまざまなからだの動きを体験し、習熟させることが適切です。

この時期に自転車乗りや水泳、スキー、ダンスなどさまざまな運動の基本的な動きを習い覚えれば、生涯にわ

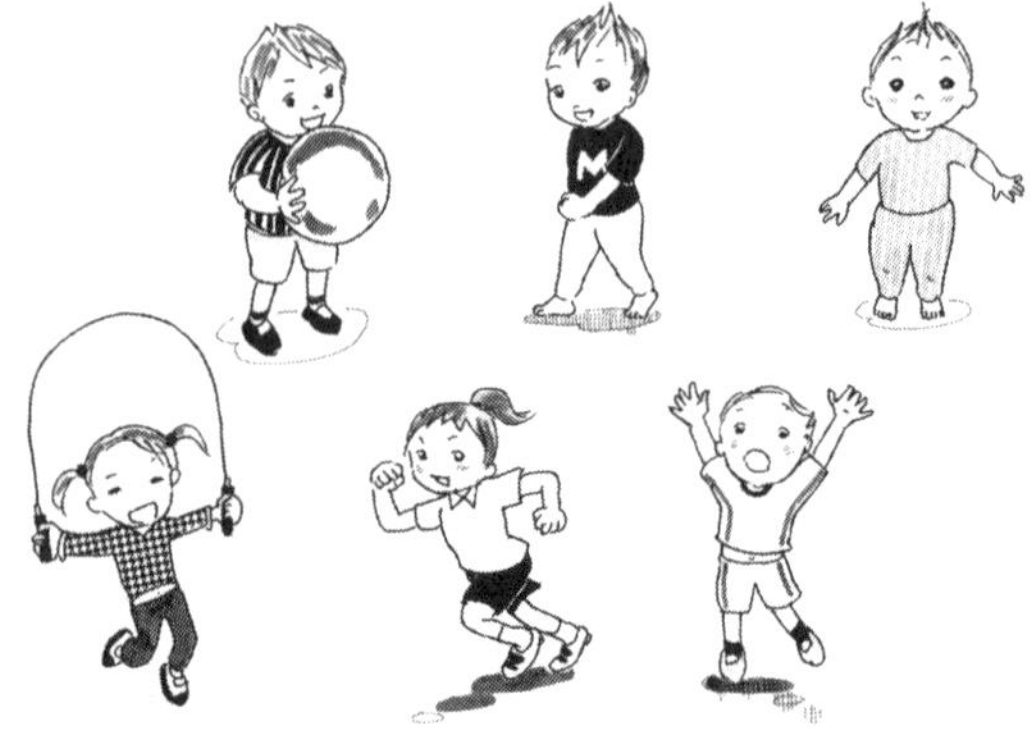

たってからだは記憶しています。久々に自転車に乗っても、比較的スムーズに乗りこなすことができ、何年も泳いでいなかった人が、プールで久しぶりに泳いでも、ちゃんと手足をうまく動かして水中を前に進むことができます。

足の成長・発達の面からも、立つ、歩く、走る、跳ぶ、蹴る、投げるなどの動きを含む運動遊び、外遊び、さまざまなスポーツ種目を経験することが大切です。結果として、そうした活動が、脳神経全体の健全な成長・発達にも結びつくことになるのです。

現代っ子は、「体格は良くなったが、体力・運動能力が落ちた」とよく言われます。［表2］に示すように、第二次世界大戦の前後にかけては、児童生徒の体格は低下していましたが、その後は着実に伸び続け、1990（平成2）年頃からは横ばいとなっています。

表2　児童生徒の身長の推移

（単位 cm）

	（西暦）	男				女			
		6歳	11歳	14歳	17歳	6歳	11歳	14歳	17歳
明治33年度	(1900)	107.0	127.9	147.0	157.9	104.8	127.9	143.0	147.0
大正元年	(1912)	107.0	129.4	147.3	159.4	105.5	128.8	144.5	148.5
昭和元年	(1926)	107.5	130.7	149.8	160.6	106.2	130.6	147.5	150.3
14年	(1939)	109.1	132.9	152.1	162.5	108.1	132.7	148.7	152.5
25年	(1950)	108.6	131.1	147.3	161.8	107.8	131.7	146.6	152.7
35年	(1960)	111.7	136.2	155.1	165.0	110.6	138.1	150.7	153.7
45年	(1970)	114.5	140.5	160.5	167.8	113.6	142.9	154.2	155.6
55年	(1980)	115.8	142.9	163.6	169.7	114.9	144.9	156.0	157.0
平成 2年	(1990)	116.8	144.4	164.5	170.4	116.0	146.3	156.4	157.9
12年	(2000)	116.7	145.3	165.5	170.8	115.8	147.1	156.8	158.1
22年	(2010)	116.7	145.0	165.1	170.7	115.8	146.8	156.5	158.0
27年	(2015)	116.5	145.2	165.1	170.7	115.5	146.7	156.5	157.9
29年	(2017)	116.5	145.0	165.3	170.6	115.7	146.7	156.5	157.8
令和元年	(2019)	116.5	145.2	165.4	170.6	115.6	146.6	156.5	157.9

出典：e-Stat 政府統計の総合窓口，学校保健統計調査統計表（年齢別 平均身長の推移（明治33年度～令和元年度））より抜粋して作表

（注）明治33年から昭和14年まで「生徒児童身体検査統計」，昭和15年から昭和22年まで統計データなし，昭和23年から「学校衛生統計」，昭和35年から「学校保健統計」

（岡田真平・北湯口純 作表2020年）

体力・運動能力は、その体格に見合うだけのレベルにあるかどうかが大切です。今の子どもたちが身長・体重は大きく成長しても、それに見合う体力・運動能力のレベルが問われるのです。そして、足の成長を基本として、子どものからだの成長・発達に目を向けることは、子どものからだ、体力、健康を考える上でとても有効であり、大切です。

一人ひとりの子どもの好奇心を刺激しながら、足をしっかり使うような面白い運動遊び、外遊びをたくさん経験させることが、結果として、体格を良くし、体力・運動能力を向上させることに結びつくのです。

3 足の形と構造

足には片足で26個の骨、55の関節があり、１００を超えるじん帯で支えられています［図７］。これらの構造や働きが、私たち人間だけができる直立二足歩行を可能にしています。大人の足の場合、足の裏の面積は、からだ全体の約２％にあたります。

足には、親指のつけ根と小指のつけ根を結ぶ〝横アーチ〟、足の外側を結ぶ〝外側縦アーチ〟、そして親指のつけ根からかかとを結ぶ〝内側縦アーチ〟という3つのアーチがあります［図８］。

私たちが「土踏まず」と呼んでいるのは、この3つのアーチの中で一番大きい内側縦アーチのこ

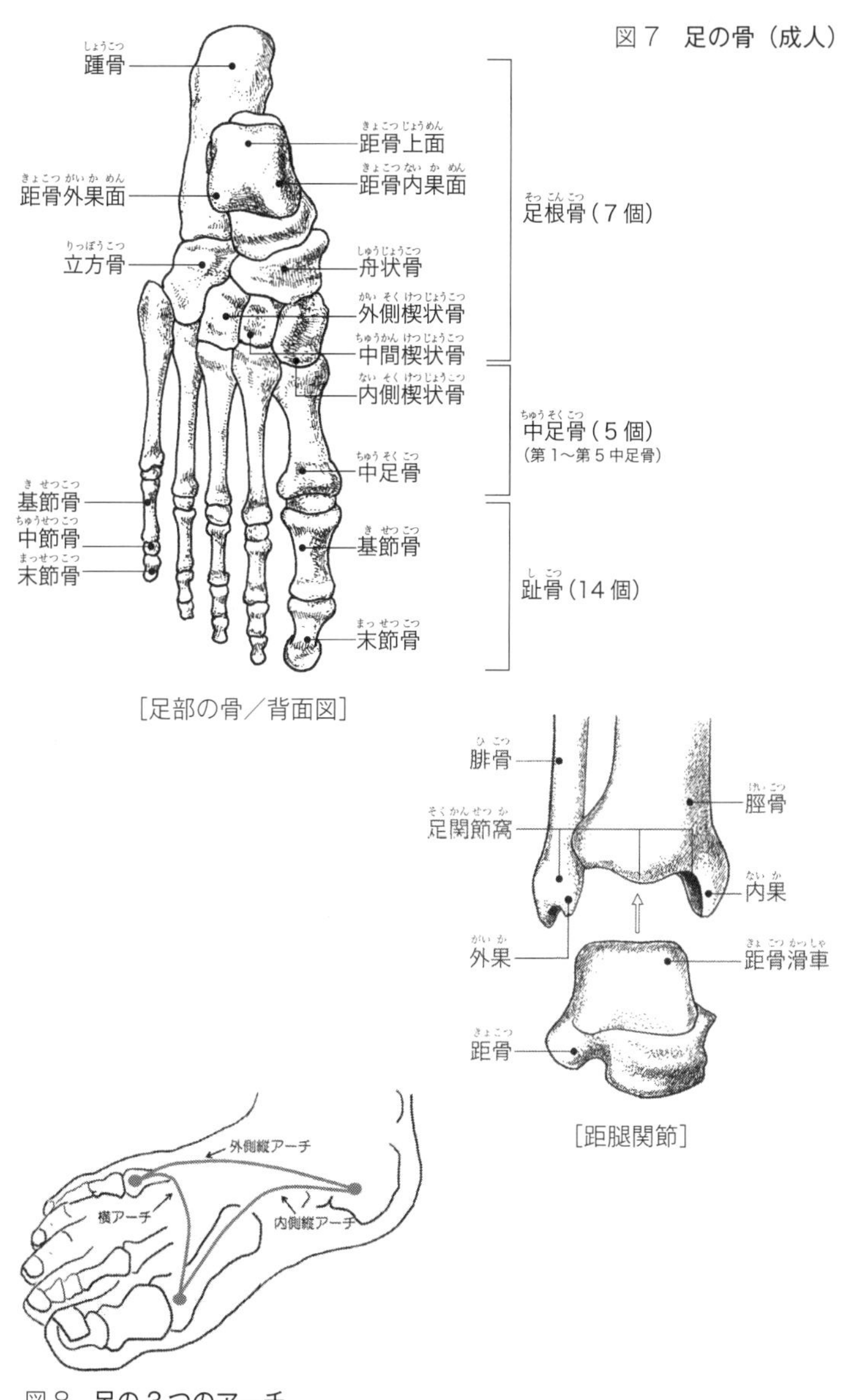

図 7　足の骨（成人）

図 8　足の 3 つのアーチ

とです。足の裏の土踏まずを含めた足の3点アーチ構造は、3歳頃から形があらわれ始め、6歳頃ではだいたいの形ができあがり、10歳頃で完成に至ります。生後から6歳までの間に、生活の中で、遊びや運動を通してどれだけ足を使ってきたかが、足のアーチの成長・発達に大きく関わります。

赤ちゃんは生後1年の間に驚くほどの勢いで成長します。首が座り、寝返りができ、お座り、「はいはい」ができるようになり歩行へと進みます。「はいはい」は移動手段であると同時に、歩くための準備期間です。「個体発生は系統発生をくり返す」とされていますが、赤ちゃんが一人で歩くことができるようになる1年あまりの期間は、人類が長い進化の過程で直立二足歩行を獲得した歴史を凝縮しているのです。

産まれたばかりの赤ちゃんの足には、土踏まずがありません。からだを動かすことを通して筋肉やじん帯、腱が成長し、人間の足の裏だけがもつアーチ構造ができあがってくるのです。

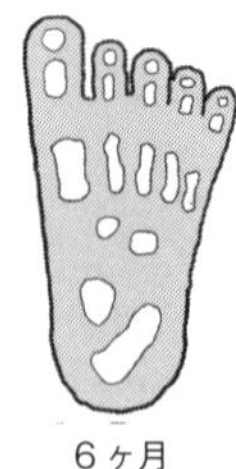
6ヶ月

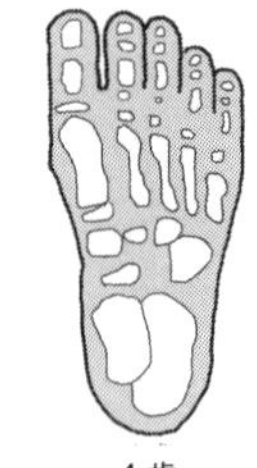
4歳

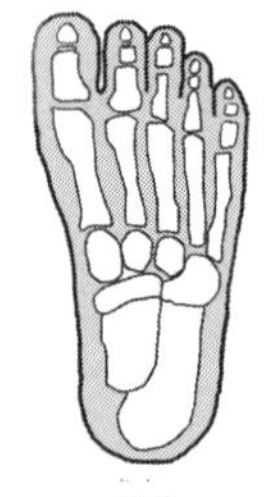
成人

図9　足の骨の成長・発達（子どもの足と靴を考える会）

産まれたばかりの赤ちゃんの足は、半数近くが軟骨であり、6歳頃にかけてだんだんと硬い骨（骨化）に成長していきます［図9］。形もかかとが小さく、足先が広い扇型から、細長い大人の足の形に成長していきます。6歳頃になると、大人と同じ骨の数と形になり、足の特徴が出てきます。

そして、思春期を経て、成人期には、骨や関節も、アーチもしっかり成長・発達した足が形成され、力強く、しなやかに動くことができるようになるのです。仮に大人が1日1万歩歩くとして、一生に歩く距離は、20万キロメートル、地球4周分に相当するといいます。

「人生100年時代」の今、一生自分の足でしっかり歩くことができ、健康で充実した人生のために、その源である子ども時代の足を大切にすることは、その人生を大切にすることなのです。

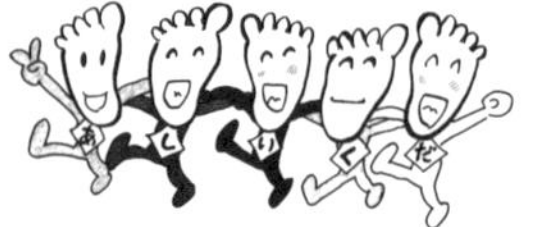

第4章
足育の実際

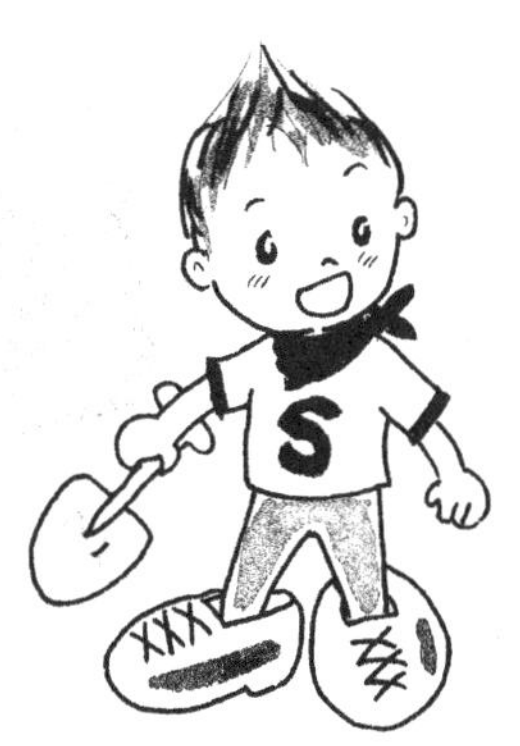

脳神経外科医であるペンフィールドは、実験により、脳は各部位で分業していること、それぞれの脳の部位、とそれにつながる全身の各部位は対応関係にあることを確かめました。

大脳皮質の運動を司る部位（運動野）と感覚を司る部位（感覚野）には、全身の各部位に対応する部位があり、その部位の大きさは、全身の各部位を司る大脳皮質の面積の大きさに比例しているのです。

つまり、脳の大きな面積を有する部位は、人が運動したり知覚したりすることの必要性、役割が大きいことを示しています［図10］。

例えば、人は手を使って文明を築いてきたことから、日々の生活の中でも、手を動かし活動することがとても大切です。その分、脳の運動野と感覚野の面積も大きいのです。

一方、足についてです。実は手ほどではありませんが、運動野の面積、そして特に感覚野の面積はかなり大きいのです。それだ

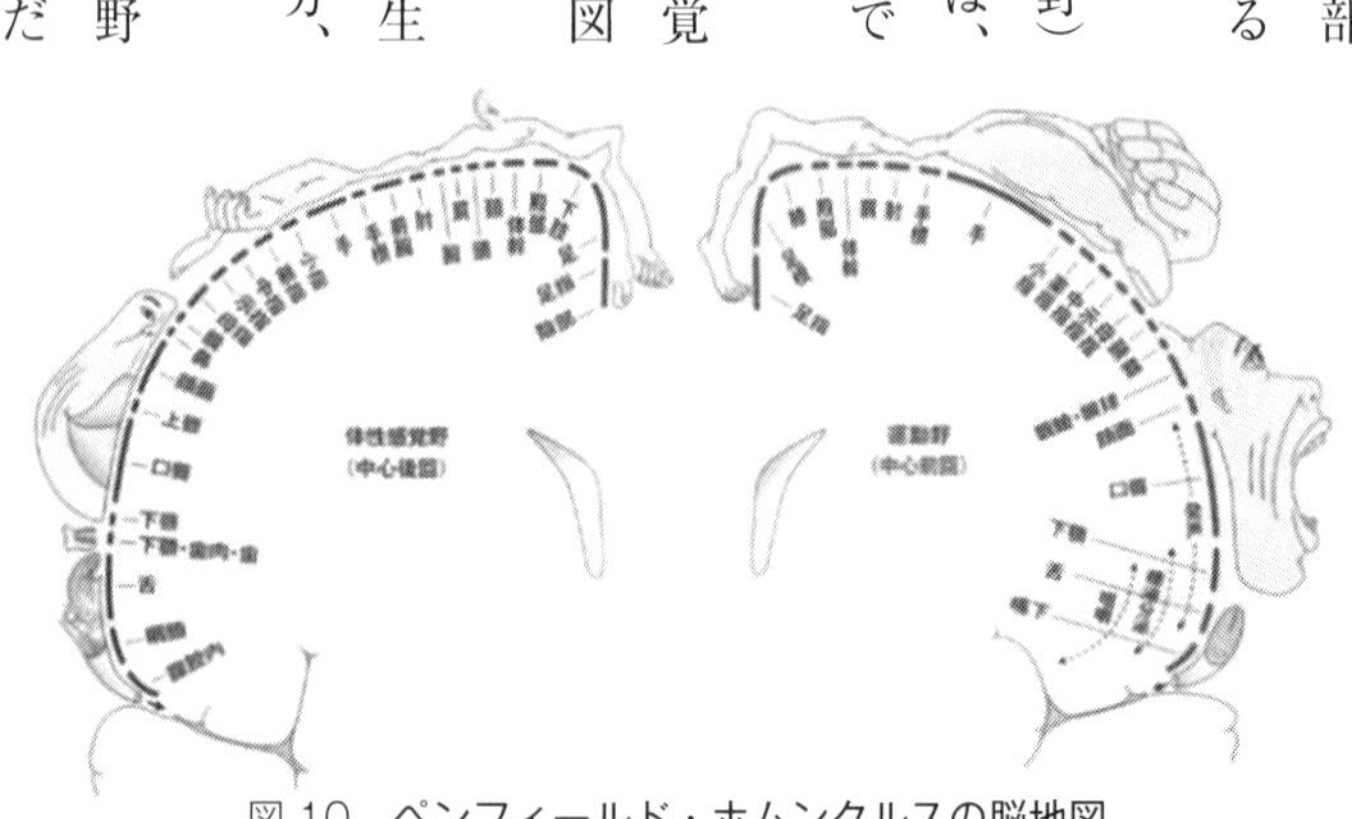

図10　ペンフィールド・ホムンクルスの脳地図

け、足で感ずる力はかなり大きく、足を動かす力も大きいことを表わしています。

例えば、生まれつき両手に障害のある子どもは、両足を訓練することにより、両足を使って食事をすることも、本を読むこともできるようになります。それだけ、人間の足は、本来、高い能力があって、適切な時期にしっかり鍛え磨いていけば、高い能力をもつ足を育むことができるのです。

そうした足を育むための実際的なプログラムは、決して難しいものではなく、子どもたちが興味・関心をもって夢中になって遊んだり、運動したりすることがもっとも自然であり、無理がないのです。

1 足育体操

足育は、子どもはもちろん、大人である私たちにとっても一生にわたって必要です。足を育むという意識をもつことは、自分のからだと心に向き合うことにつながります。私たちは、『0歳からの足育～生涯足育プロジェクト®』を通して、一人ひとりが元気に自分の道を歩き続けられる、豊かな社会を築きたいと願っています。家族で、お家でできることがたくさんあります。親子で楽しめる足育体操を紹介します。

（1）足指じゃんけん（対象年齢　2歳頃～）

子どもから大人まで楽しめる足の指で行うじゃんけんは、いつでもどこでもできます。足の指に力を入れ、広げたり縮めたりすることで、足裏の筋肉を使います。最初はうまくできなくても毎日行うと、だんだんできるようになります［写真6・7・8］。

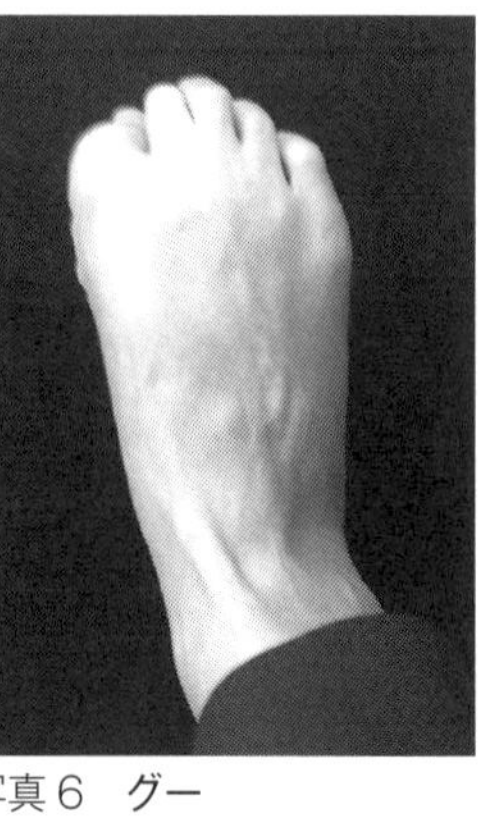

写真6　グー

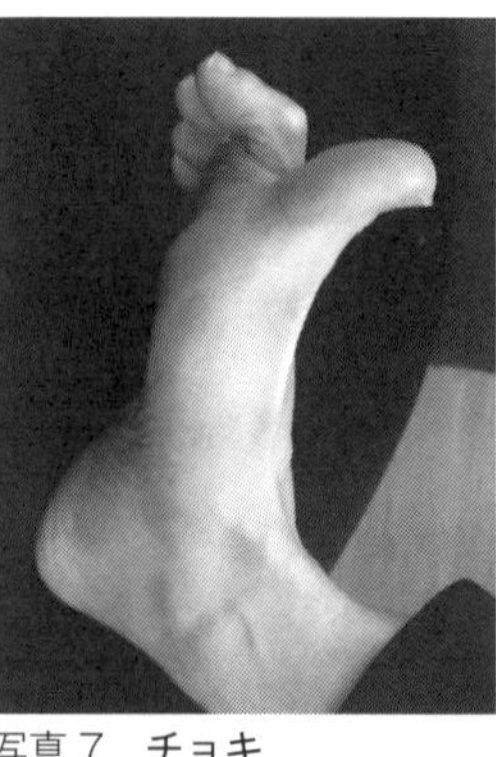

写真7　チョキ

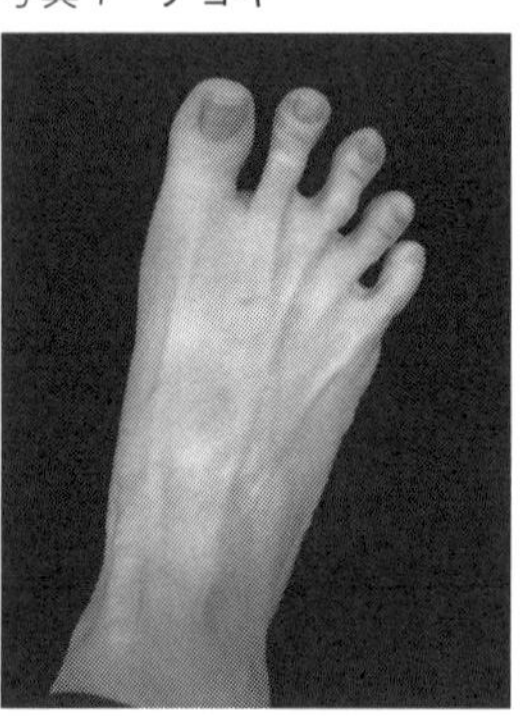

写真8　パー

（2）足裏合わせ相撲（対象年齢　2歳頃～）

始める前に、各自で足指をグー・パーしたり、足首をゆっくり回したりして準備体操をしましょう。

親子や兄弟、友達同士ペアになり、床にお尻をつけて向かい合って座ります。両足を前に出し、お互いの足裏を合わせます。手は後ろに引いて床に置き、からだを支えます。

足を床から少し持ち上げ、相手の足裏に自分の体重を乗せるようなつもりで足裏を押します。お互いバランスの取れる位置を見つけましょう。相手の体勢を崩すように、上下左右にゆっくり足を動かしながら、元々の相撲のように、体勢が崩れたり足裏が離れたりした方が負けです［写真９］。

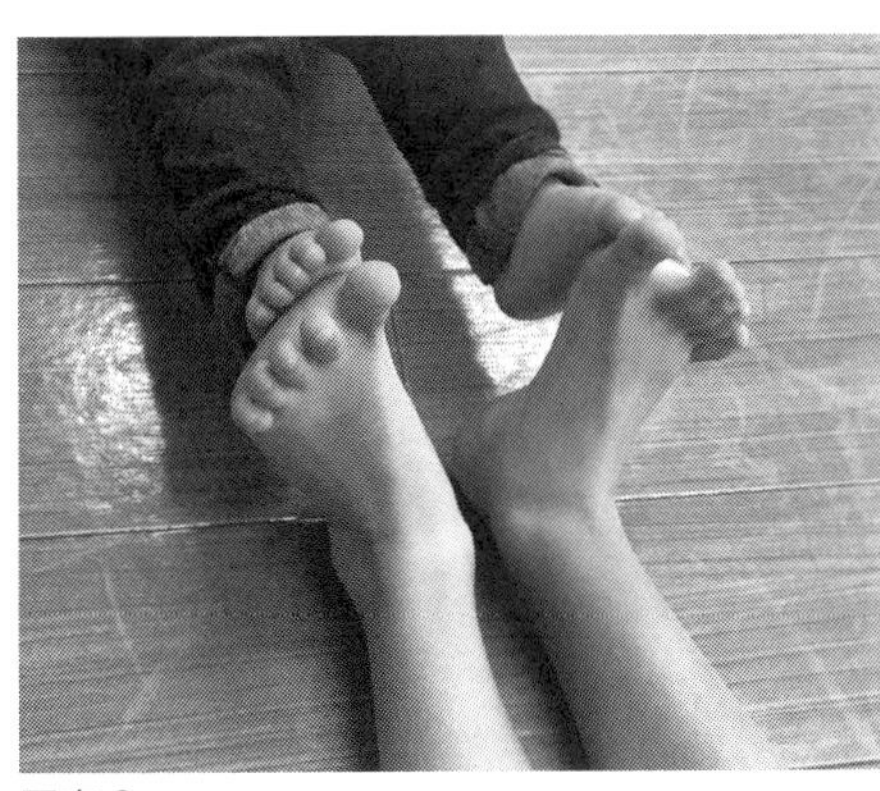

写真９

（3）タオル・ギャザー（対象年齢　3歳頃〜）

床にタオルを敷き、その端に両足を揃えて立ち、足指を使ってたぐり寄せる運動です。足裏や足指の筋力を鍛えると共に、足裏の感覚を磨く効果が期待できます［写真10］。

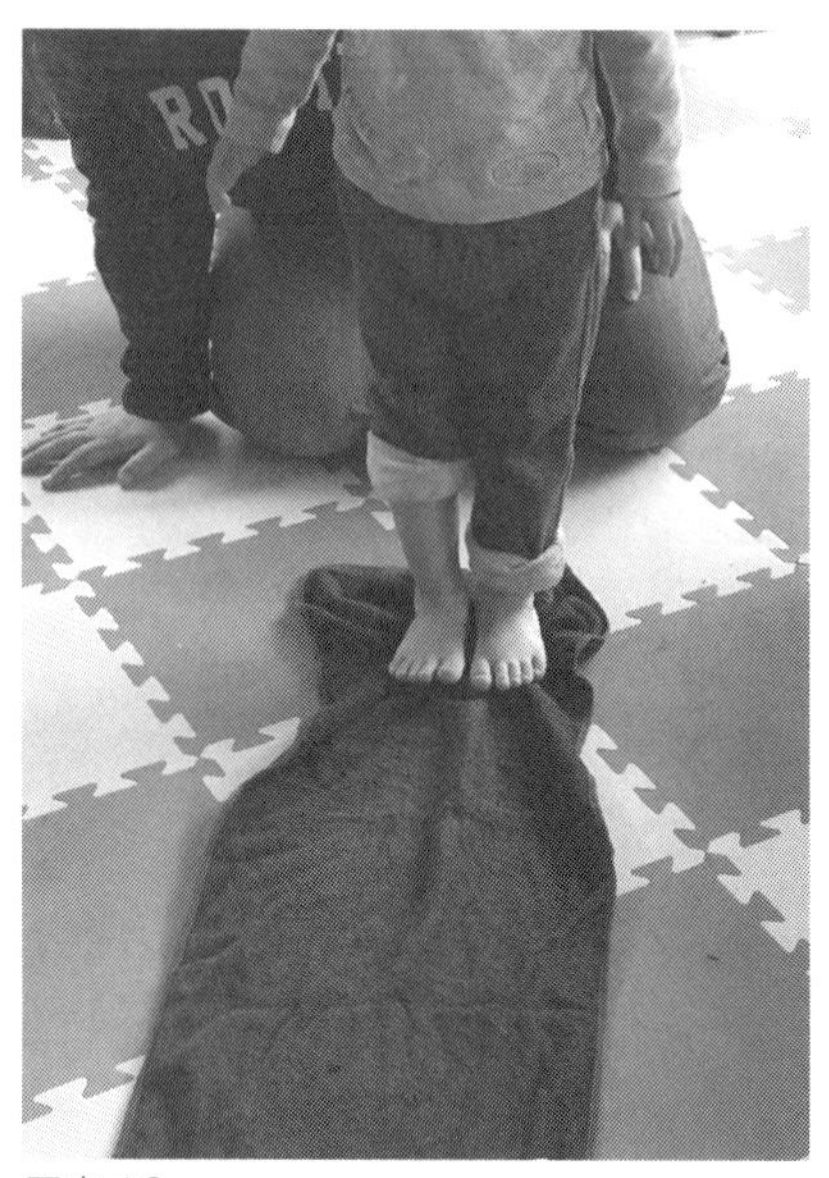
写真 10

（4）足指綱引き（対象年齢　3歳頃～）

タオルやひもを用意します。それを足の親指とひとさし指の間に挟み、親子で引っ張り合いっこをします。足指に力を入れて「ギュッ！」とつかむことで、足裏の筋力や足指の握力が強くなります［写真11］。

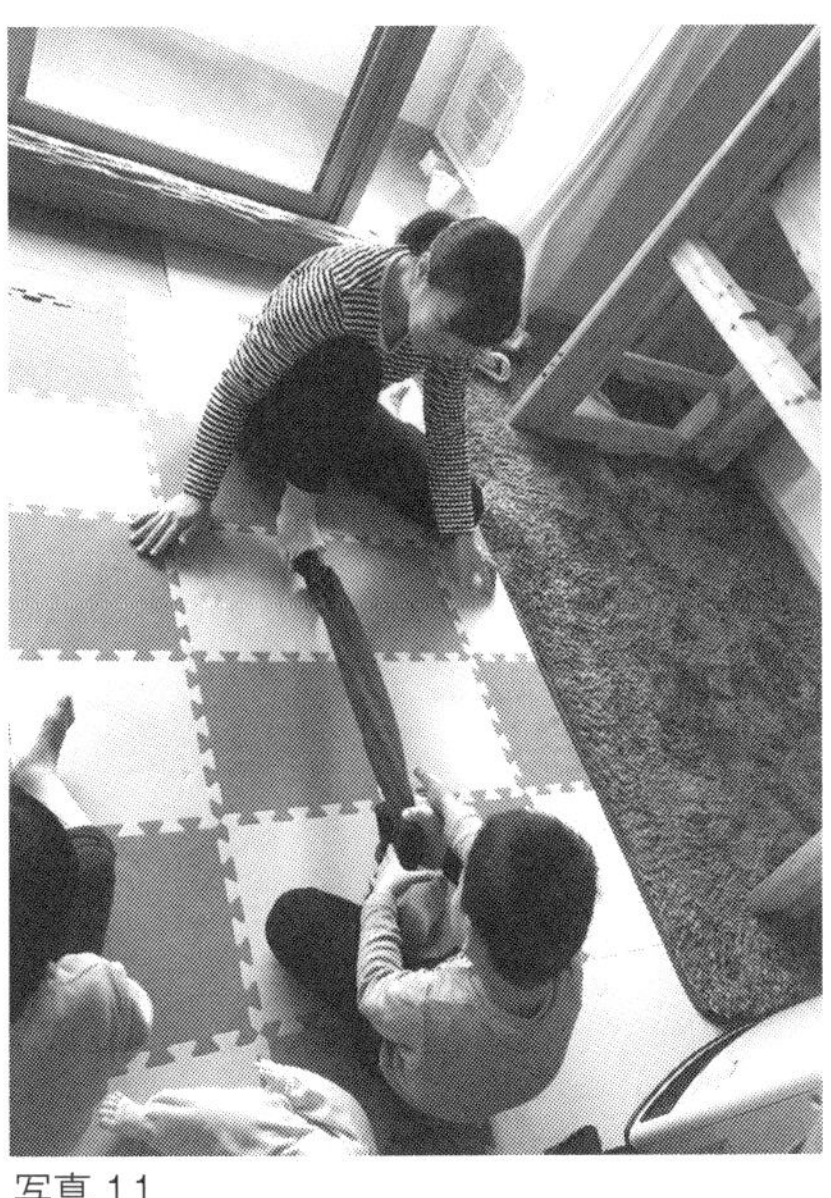

写真 11

（5）スーパーボールつかみ（対象年齢　1歳半頃〜）

スーパーボールを床に置き、足の指でつかみ、お皿に入れます。競争にすると子どもたちは盛り上がります。スーパーボールは、いろいろな大きさがあると、より面白くなり楽しめます［写真12］。

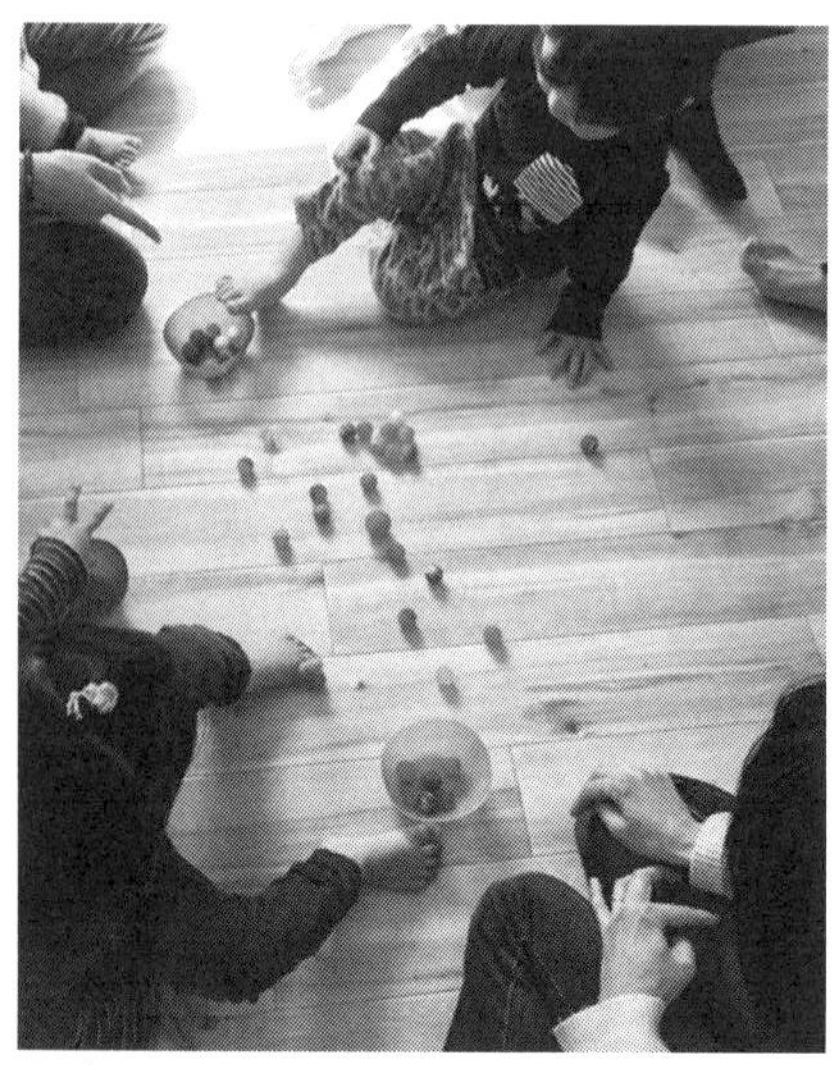

写真 12

（6）金魚体操（対象年齢　0歳～）

就寝時、布団の上で行うと、子どもはそのまま眠れるのでおすすめです。両足を少し持ち上げて、かかとを下から支え、足を揃えて、左右に細かく波打つように揺らします。足元からの揺れで全身の緊張がほぐれるので、からだのくせや筋肉の緊張がほぐれ、リラックスします［写真13］。

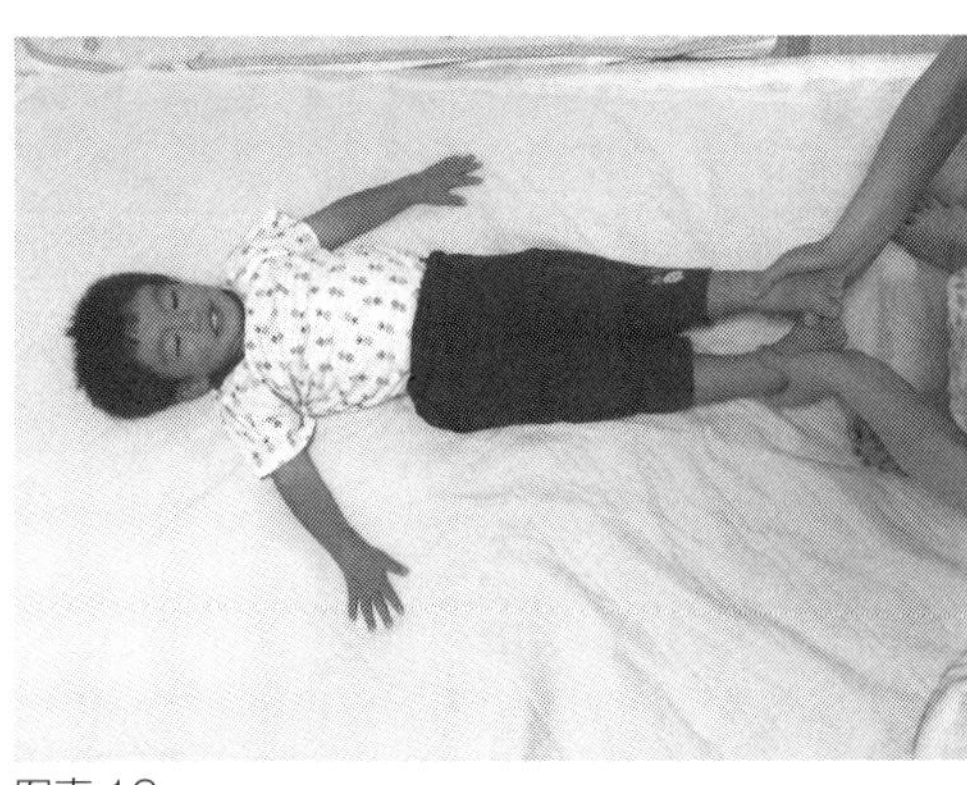

写真 13

（7）足首回し（対象年齢　0歳～）

左足のかかとを左手で支えて、足指を右の手で持ち大きくゆっくり回します。内回り、外回りそれぞれ行います（右足も同様）。自分でできる年齢になれば、座って片足を伸ばし、もう片方の足を膝上くらいの位置に乗せます。足の指の間にしっかりと手の5本の指を差し込み、手で足指をつかんでゆっくりと足首を回します。反対回しも同様に両足に行ってください。くるくると早回しをするのではなく、ゆっくりじっくりやさしく回してください［写真14・15］。

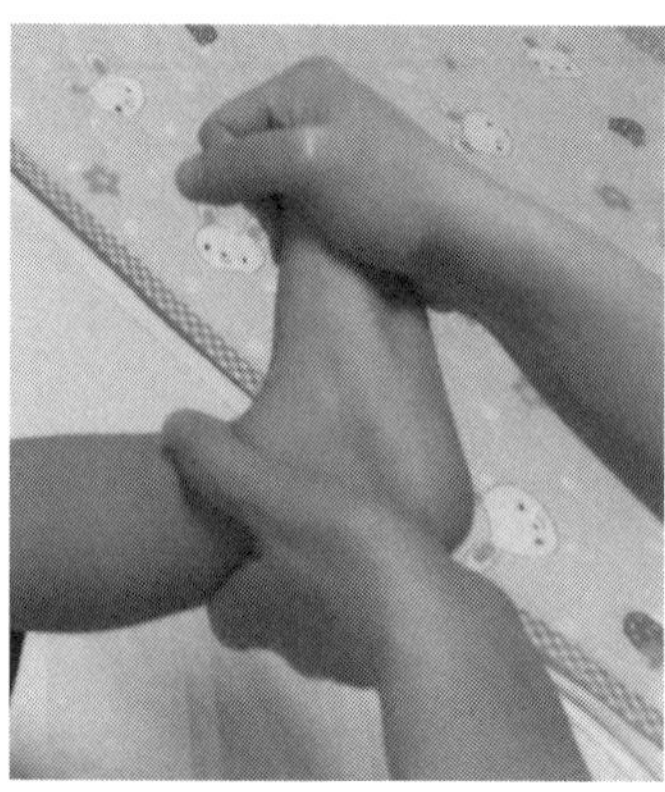
写真14

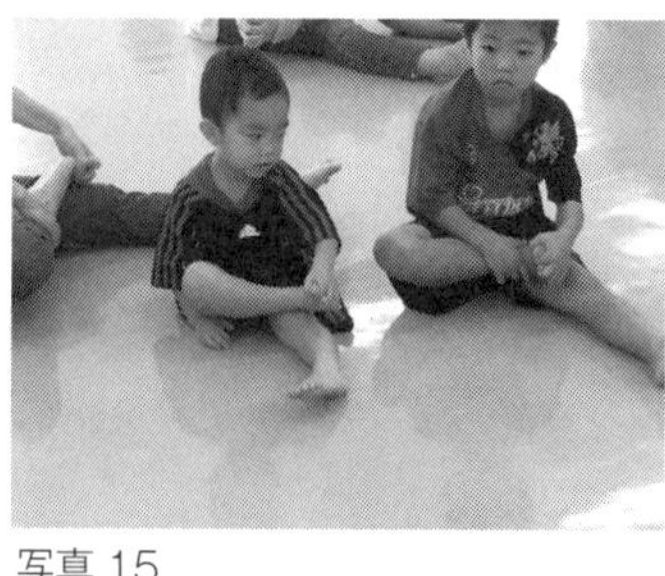
写真15

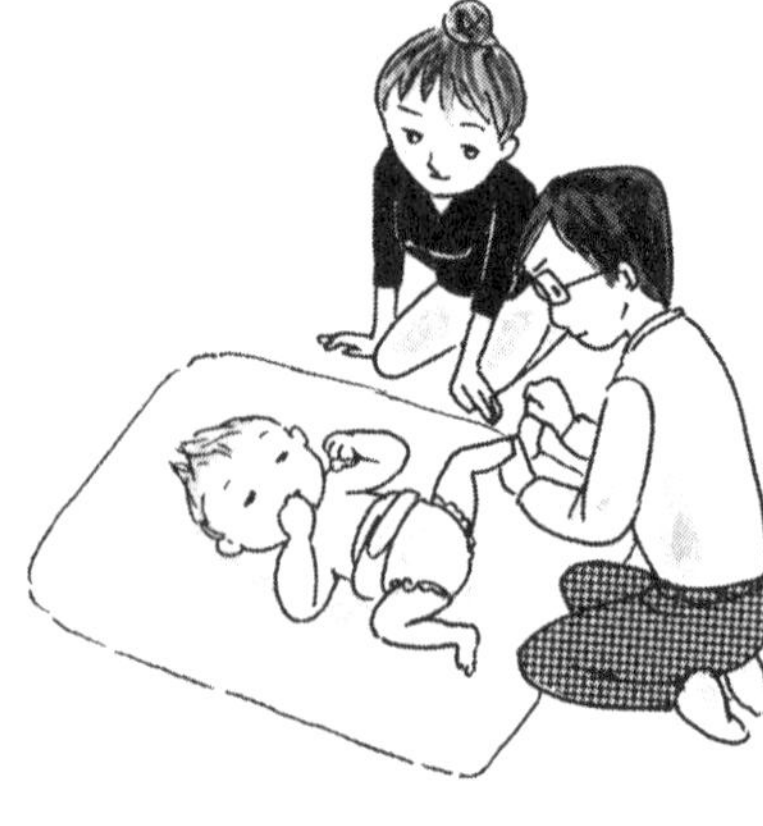

(8) 雑巾がけ（対象年齢　1歳半頃〜）

雑巾がけは、床に両手両足をついて、両手で雑巾を床に押し当てて、前進して床の掃除をします。顔を前に向けて、からだに負担のかかる姿勢で掃除をしますので、全身の筋肉を使う運動です。下半身や腕の強化にもつながり、体幹を鍛えてバランス感覚も養います。

月齢が低い場合は、座布団を雑巾の代わりに滑らせると、足指で床を蹴り、前へスッと滑る感覚が身につきます。もし万一転んでも座布団がクッションの役割をしてくれるのでケガを予防できます。慣れてきたら乾いた雑巾、それができたら濡れた雑巾へと、順々に負荷を強めてやってみましょう［写真16・17］。

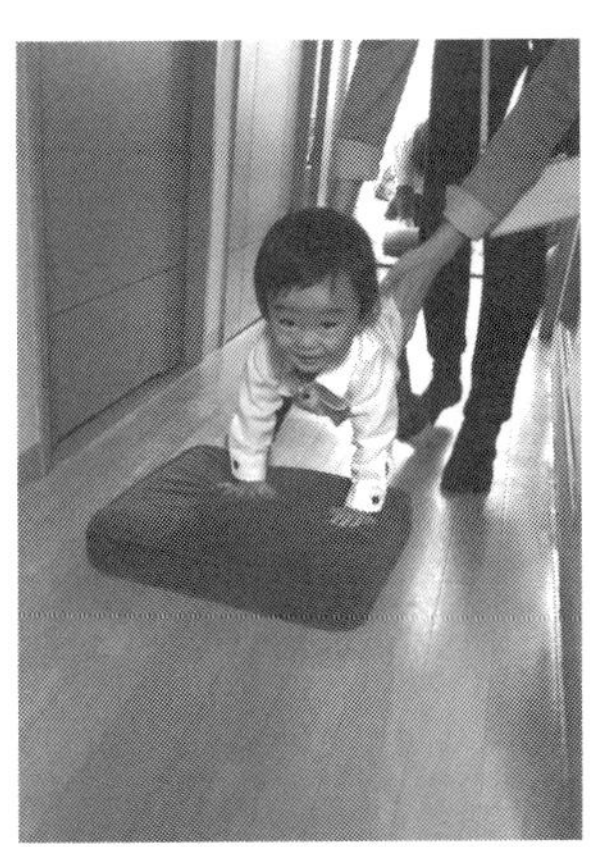
写真16

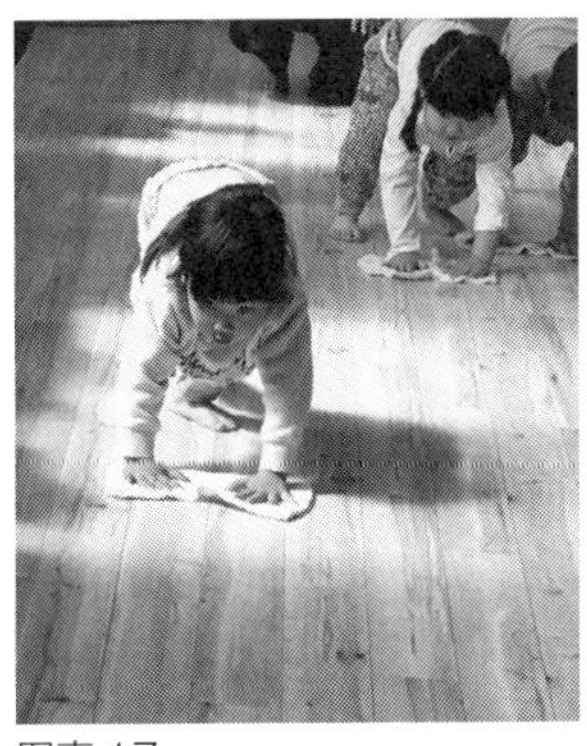
写真17

（9）足指反らし（対象年齢　0歳〜）

［赤ちゃん］

　産まれたばかりの赤ちゃんが、物音などに反応して「ビクッ」とからだを動かすことはありませんでしたか？　これは、赤ちゃんの「原始反射」と言います。

　原始反射は、正常な発達をしている乳幼児が見せる反応の一つで、赤ちゃんの意思とは関係なく、外からの刺激で、自然にからだが動く反射のことを言い、さまざまな種類があります。手や足にも、「把握反射」という原始反射があります。

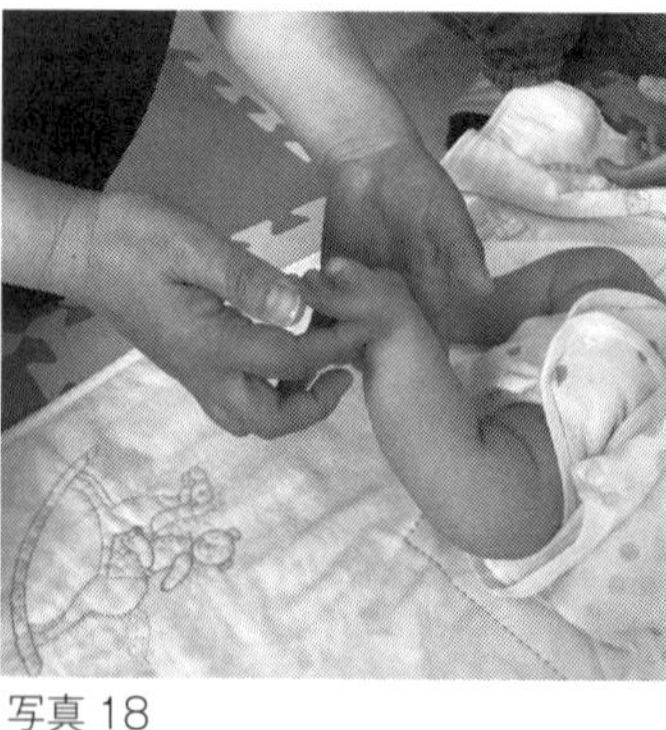
写真 18

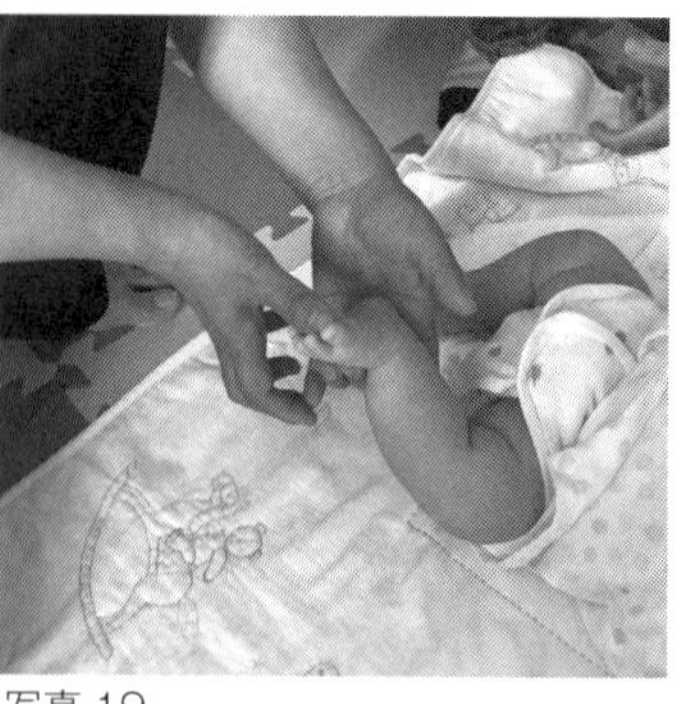
写真 19

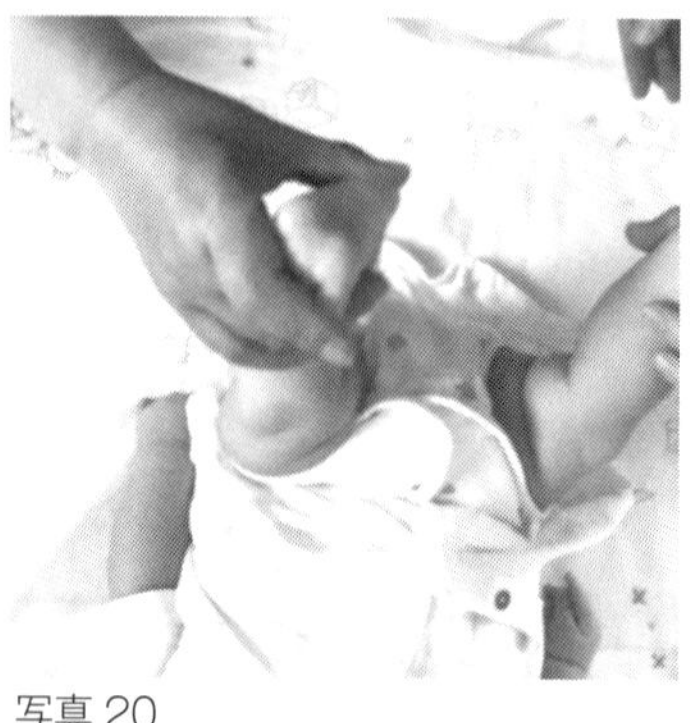
写真 20

足の甲をなでると足指が開き〔写真18〕、足裏の指のつけ根あたりを軽くトントンすると足指はぎゅっと閉じます〔写真19〕。個人差はありますが９～10カ月頃には反応がなくなるので、それまではこの原始反射を利用して足のグーパーと足指が開いた時に足指反らしをするように心がけてください〔写真20〕。

［幼児］

幼児期の子どもで足指にぎゅっと力が入っている子をよく見かけます。足指を痛みのない範囲でゆっくり反らしてみましょう。足の指を動かしやすくなり、足指をしっかり使って歩けるようになります〔写真21・22・23〕。

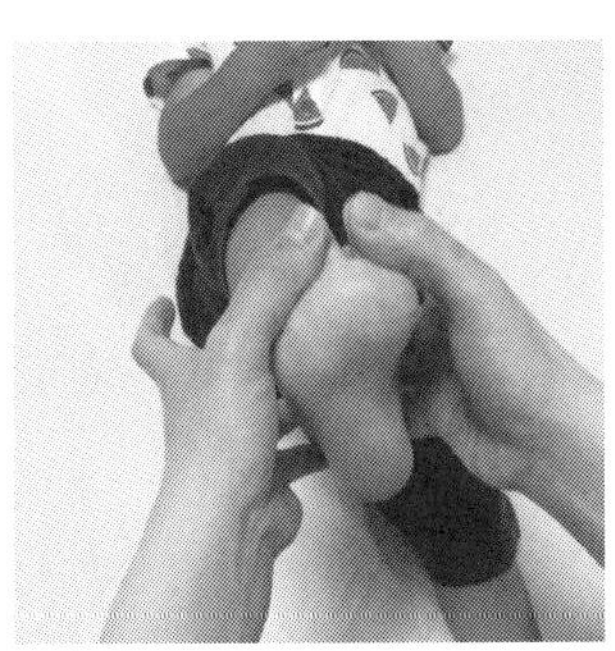
写真 21

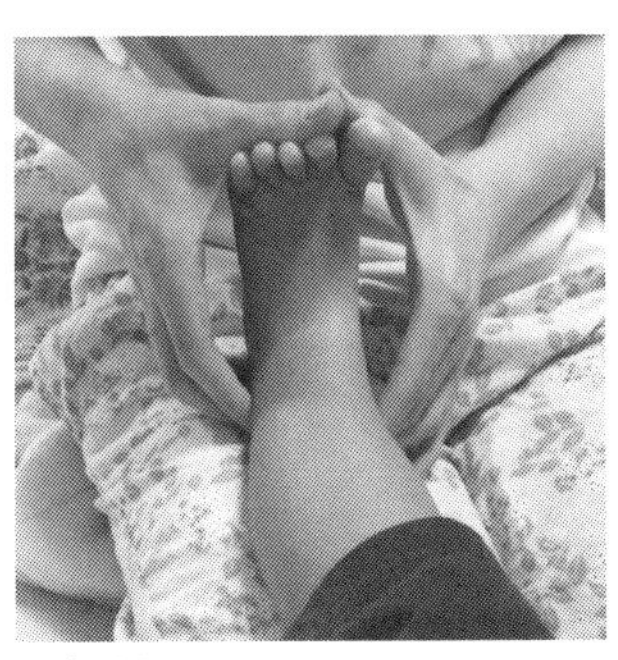
写真 22

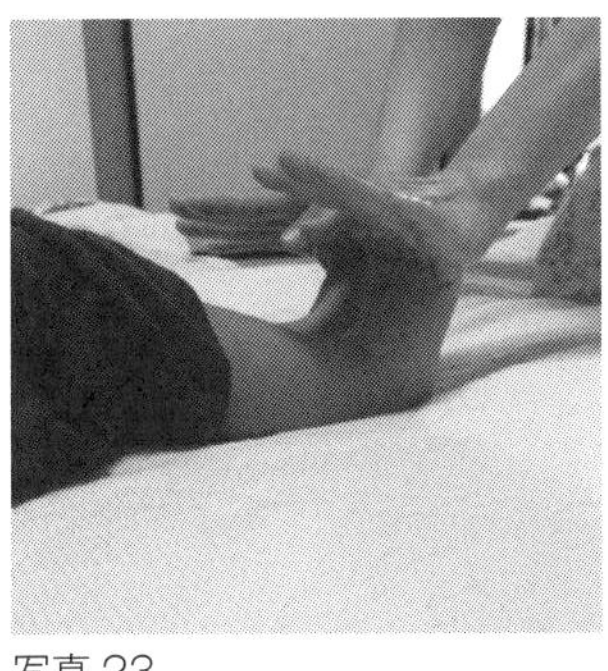
写真 23

(10) 足指のくるくるポン（対象年齢 1歳頃〜）

「親ゆび　くるくる〜?」と言いながら、ほぐすように回します。そして、「ポン!」で少し引っ張りながら離します。1本ずつすべての指をくるくるとゆっくり回します［写真24］。

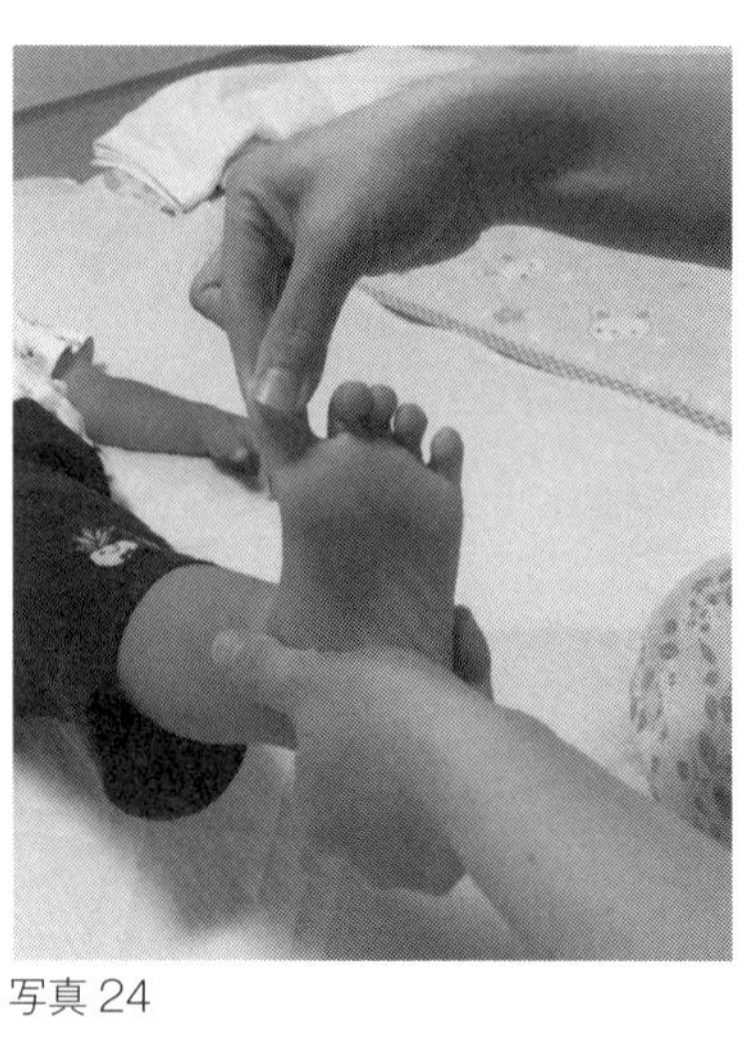

写真 24

(11) 足のつけ根のパタパタ（対象年齢 1歳頃〜）

床の上で、三角座りをしてから股を開きます。そして足を開いたり閉じたり繰り返し、股関節を動かす運動です。童謡の「ちょうちょう」（作詞：野村秋足、作曲：ドイツ民謡）や「かえるの合唱」（作詞：岡本敏明、作曲：ドイツ民謡）に合わせながら歌うと楽しくできます［写真25・26］。

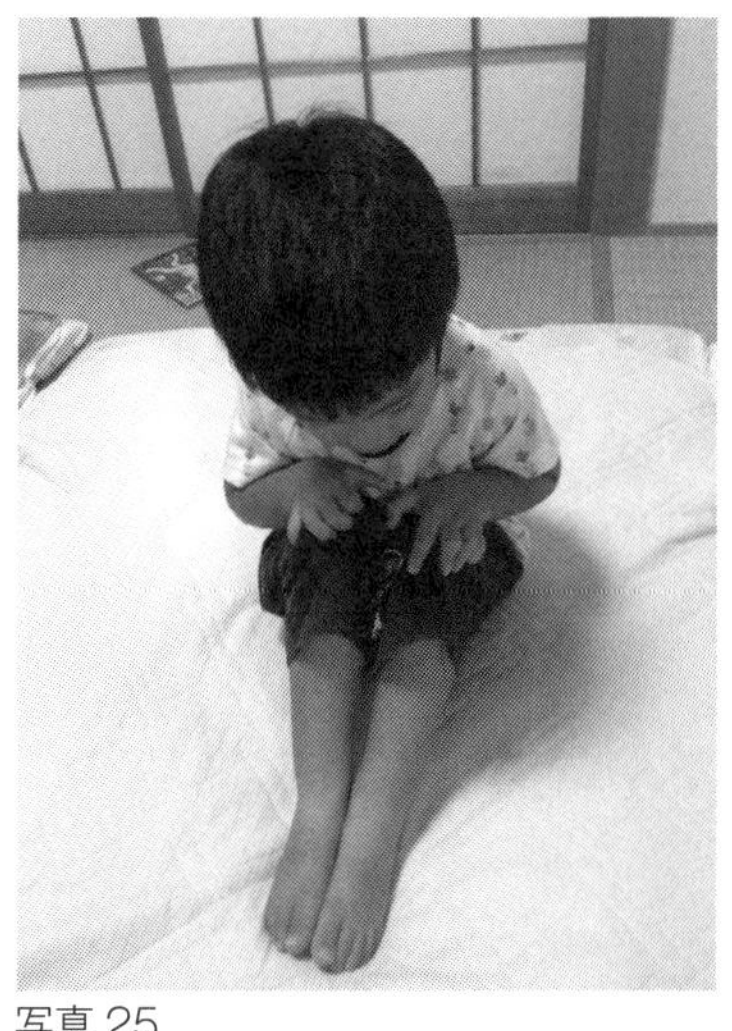
写真 25

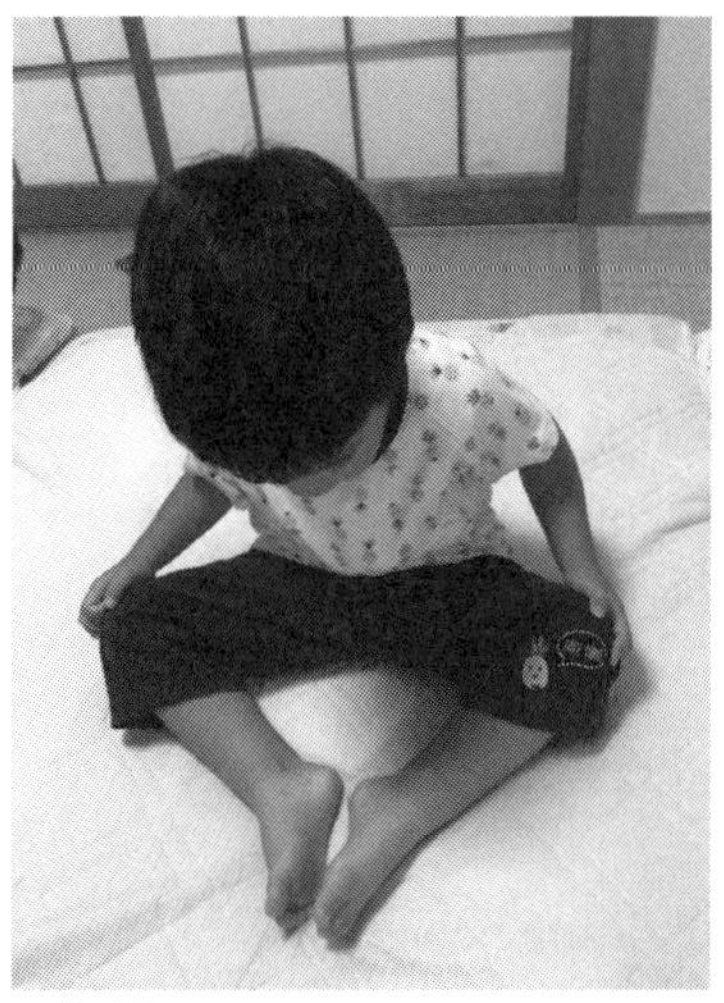
写真 26

2 運動遊び

(1) 子どもにとっての遊びの大切さ

「遊びをせんとや生まれけむ 戯れせんとや生まれけん 遊ぶ子どもの声聞けば わが身さへこそゆるがるれ」と『梁塵秘抄』〈後白河法皇〈1127〜92〉撰述〉に歌われています。のびやかで自由に楽しそうに遊びに没頭している子どもたちの姿が浮かび上がります。

ブリューゲルの絵画『子どもの遊戯』の中には、16世紀中期のベルギー・アントワープを舞台とした大勢の子どもたちの遊びの風景が描かれています。伝承遊び〈コマ、竹馬など〉、運動〈逆立ち、馬跳び、水泳〉、ごっこ遊び〈風車作り、粉屋ごっこ〉など、実に91種類のさまざまな遊びが描かれているのです。時代、社会、国、地域を超えて、本来大人たちは、子どもたちがよく遊ぶことを喜ばしいこと、好ましいこととしてとらえています。

子どもにとって遊びは自由で楽しい活動そのものであり、遊びの効果は実に大きく多様です。

第一に、からだの成長・発達を促すこと。石けり、馬跳び、縄跳び、ゴム段、メンコ、缶けり、おしくらまんじゅう、ケンケンパー、コマ回し、竹馬、鬼ごっこ、花いちもんめ、だるまさんが転んだ、タコあげなどさまざまな遊びの中には、走る、跳ぶ、投げる、蹴る、打つなどの運動・スポーツの基本動作ともいうべきからだの動きが組み込まれています。そして、その中での負荷は、子どものからだに決して無理のないような質・量が設定されています。何十年、何百年と続けられてきた子どもの遊びは、子どものからだと心にうまく合った形に整えられてきたのでしょう。

また、自分の身を守るための、危機回避能力や小さなケガの経験を通して大きなケガを防ぐ身のこなし方などを学ぶこともできます。

第二に、遊びを通してさまざまな体験学習をすること。夢中になって遊びながら、ルールを守ること、他の人とうまく一緒に行動すること、喜怒哀楽、うれしいこと、ちょっとおこりたくなること、悲しいこと、楽しいことなどのいろいろな感情経験をします。

また、集団の中でのふるまい方などの社会性やストレスからの回復力を育み、創造性や集中力を強化するなど、人間形成の基本的な学びが、遊びの中には含まれています。

このように、子どもにとって遊びは、からだを育み、心を育むとても大切な効果があるのです。

そして、足育の立場からは、子どもたちが「これしたい！」という意欲あふれる行動としての「からだを思いきり使う外遊び」を通して、足そのもの、ひいてはからだ全体の成長・発達を促すと共に、足を活発に動かすことにより、自然と心の成長・発達をも促すのです。

運動遊び、外遊びの代表的なものを紹介します。

（2）鬼ごっこ

鬼ごっこは、子どもの外遊びとしてはもっとも広く行われているもので、「いろ鬼」「どろけい（けいどろ）」「高鬼」など、各地域にいろいろな種類のものがあります。

鬼を一人決め、鬼に捕まらないように逃げる。鬼は捕まえようと走る。誰もがわかりやすく単純な遊びですが、子どもたちは目を輝かせて遊びます。子どもたちでルールを決めて遊ぶことで、楽しみながら自発的に走り回ることができます。

［写真27］はしっぽ取りの鬼ごっこです。ズボンの中にしっぽ（ハンカチやタオルなど）を挟み込み、取られないように逃げます。鬼が増えると運動量はアップします。

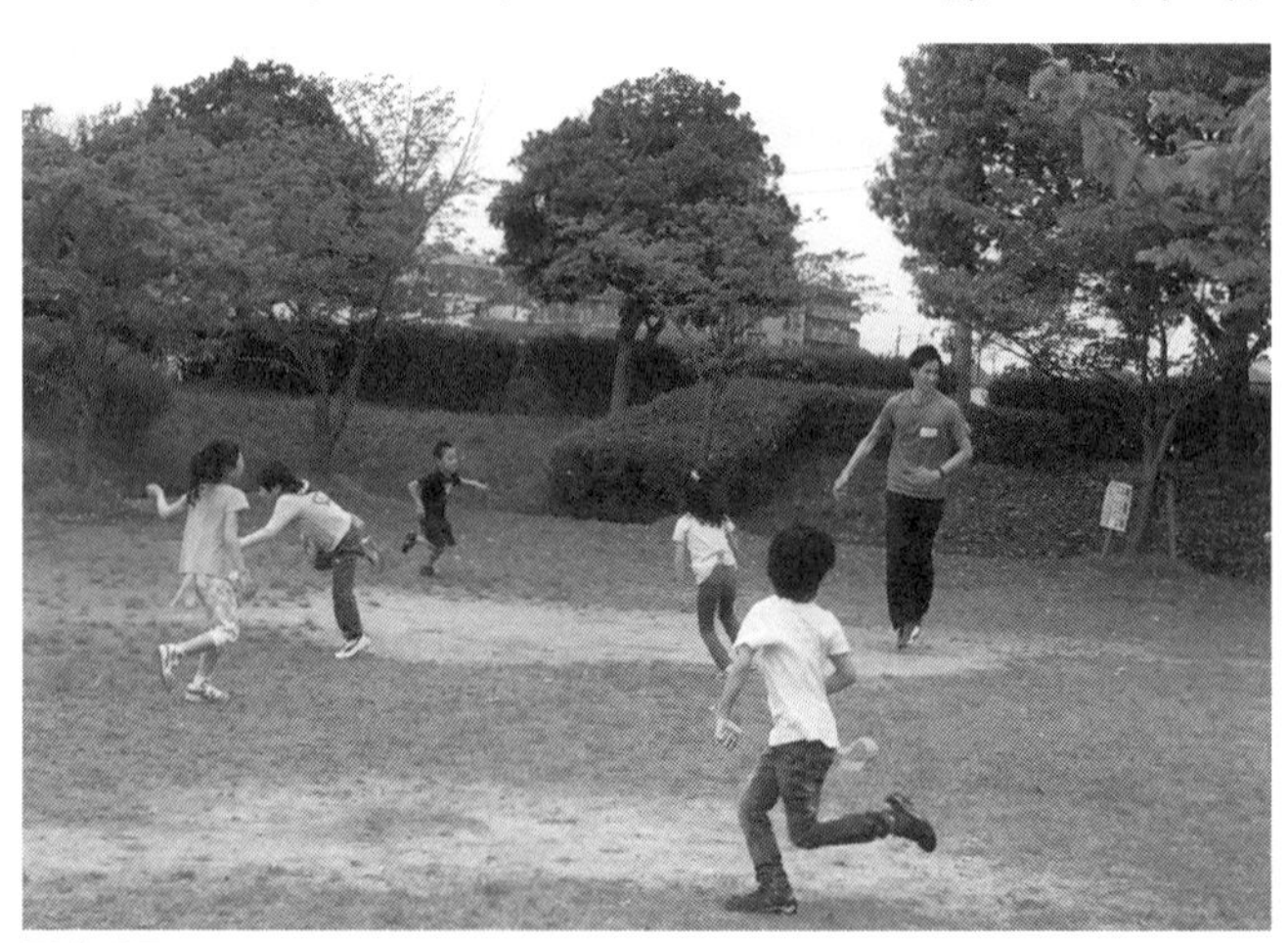

写真 27

（3）木登り

外遊びの一つとして、木登りをする子どもが最近は減ってきているようです。公園に行ったら子どもと一緒にやってみませんか？［写真28・29］は木登りに初めて挑戦した小学1年生の女の子。最初は怖がっていましたが、自分で決めた場所へタッチすることができると、自信がつきどんどん上に登れるようになりました。両手をうまく使うと共に、両足をしっかり木の幹に置き、力を入れて一歩ずつ登っていく動作の結果、高い所から周りをゆったりと見下ろすことができるのです。

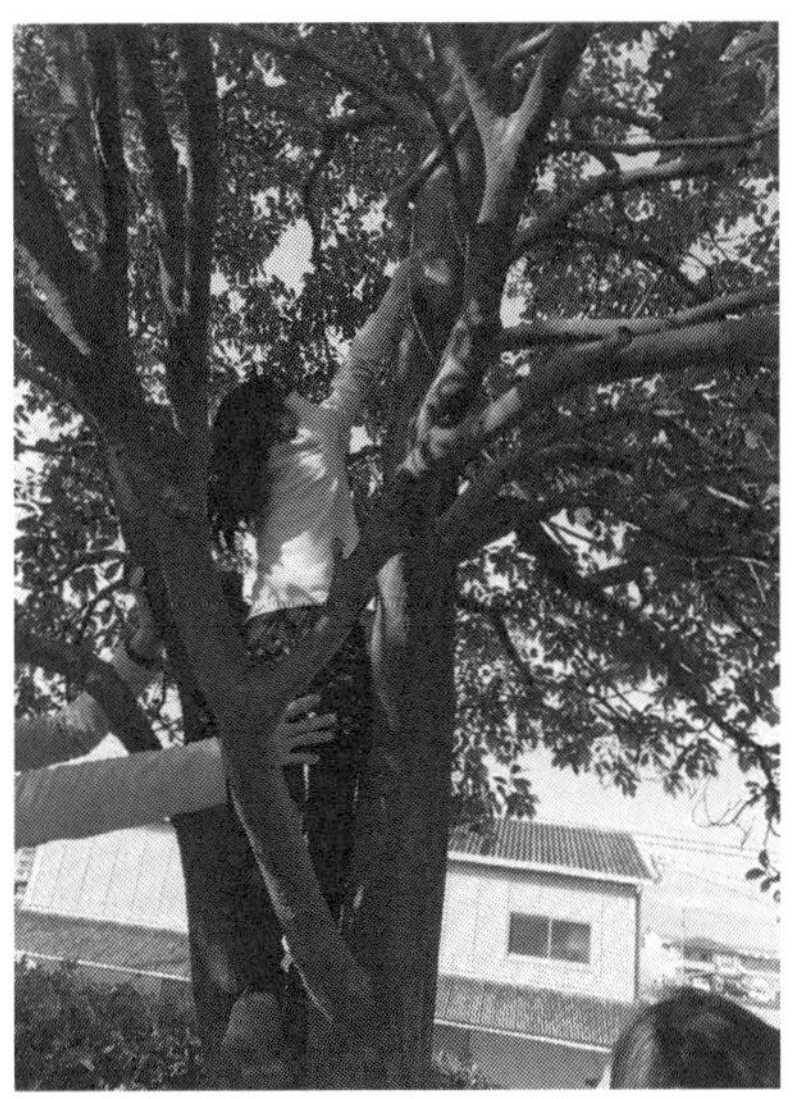

写真 28

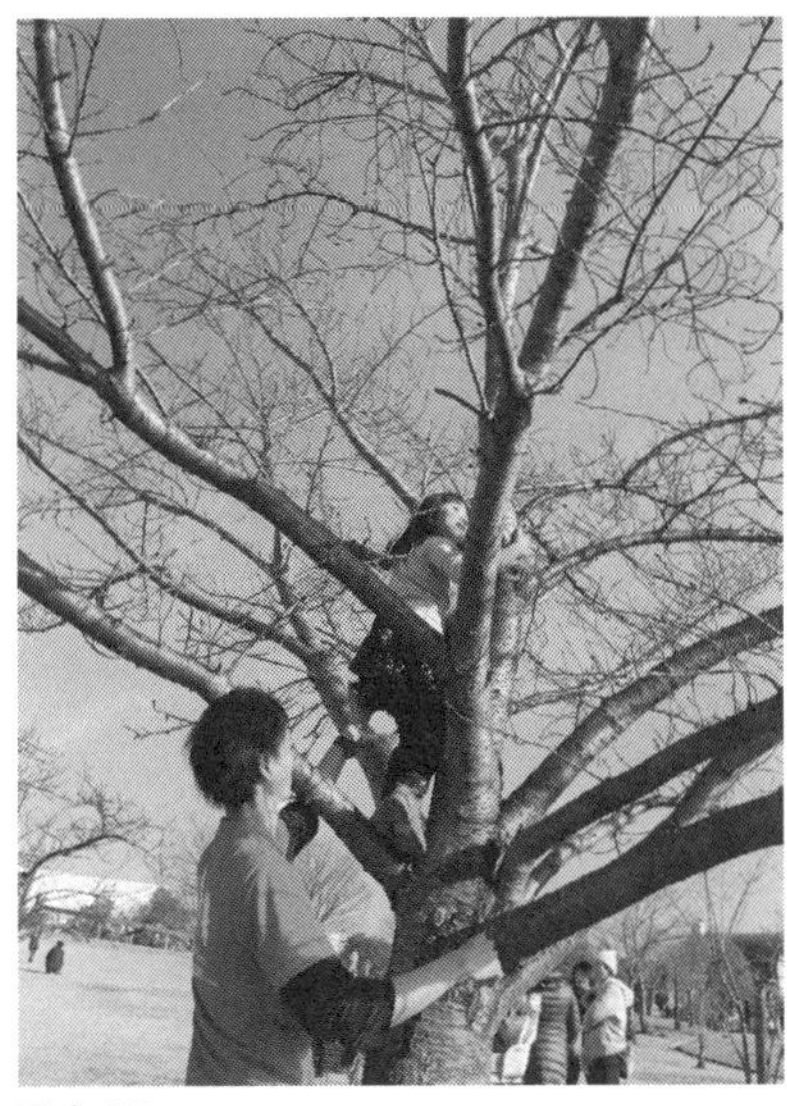

写真 29

（4）押し相撲

押し相撲とは四つ身に組まず、相手のからだに手をあてがい、「押し出し」「押し倒し」で勝負をつける相撲のことをいいます。

1対1でもできますが、［写真30］のように大人1人に子どもが複数でも楽しめます。この時は子どもたちが攻め方を考え、どうやったら大人に勝てるかという作戦をみんなで相談していました。「僕は正面から押す！」「私は足を狙う！」など声をかけ合い取り組むことで、子どもたちの結束力、チームワークも生まれました。足の指で地面を蹴り、体重をかけて押しています。

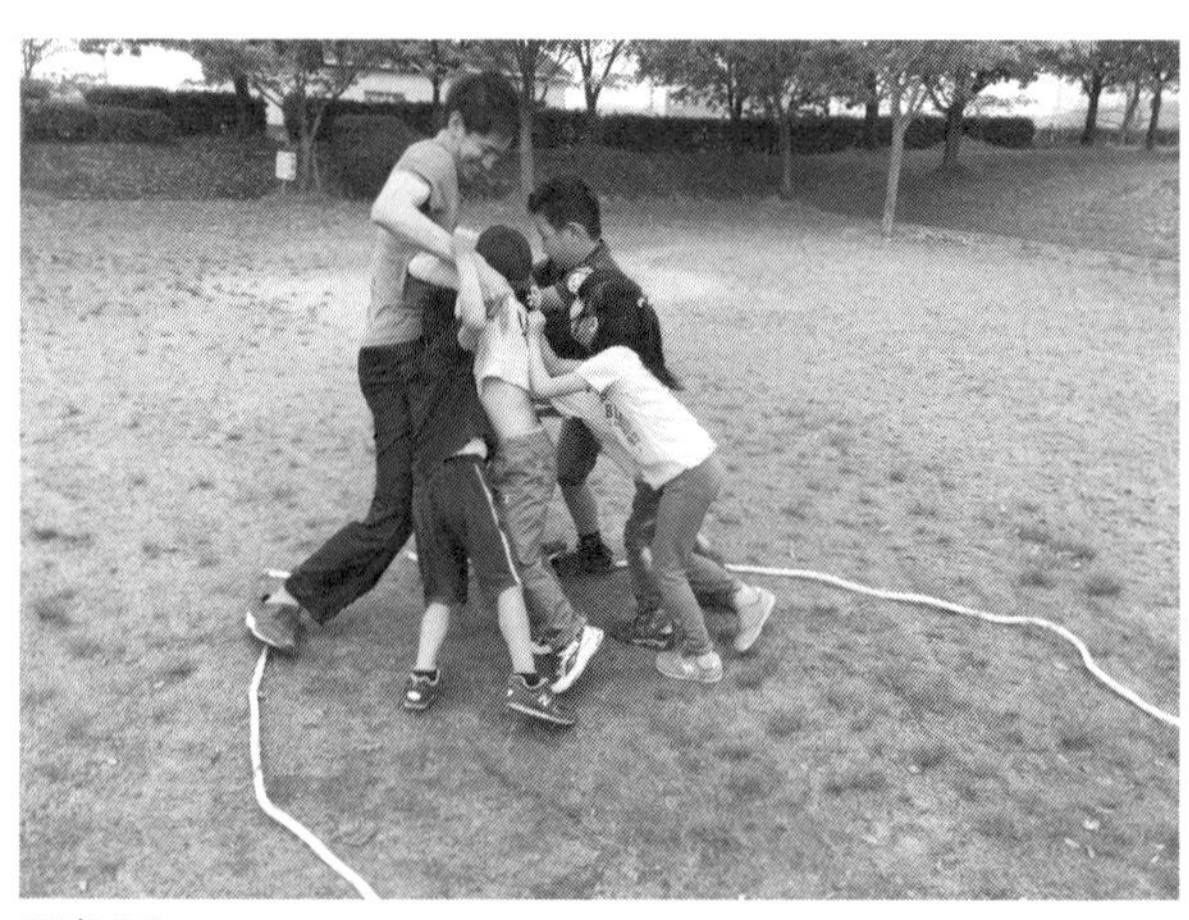

写真 30

3　暮らしの中の足育

日本足育プロジェクト協会では、０歳からの足育の大切さをお伝えしています。歩き始めてからが足育なのではなく、歩く前の赤ちゃんの時から、歩くための準備をしてほしいと考えています。そのことが、しっかりと足を使って元気に歩く子どもを育てることに結びつくのです。

歩くまでにしてほしい大切なこと―「はいはい」は歩くための準備動作―

〔7〜8カ月頃〕赤ちゃんの成長は、全身の上から下に向けて発達するという法則があり、足よりも先に手が発達します〔図11〕。そのため、はじめは足よりも手の力が強くて、後ろへ下がる「後這い」になることがあります。手足の力が拮抗するようになると「四つ這い」のような格好でからだを前後にゆすることもあります。その後、足に触れて何かを蹴って前進した経験と、足の発達に支えられ前へ進むことを覚えます。

〔8〜9カ月頃〕肩から胸の方を支えている腕で床を引き寄せながら、足の親指で床を蹴って前進する「腹這い」（「ずり這い」とも言う）を行います。

〔9〜10カ月頃〕膝をついてお尻を上げ、胴体を床から離して「四つ這い」をするようになります。

〈11～12カ月頃〉膝を伸ばし、お尻を高く上げ、両手と両つま先のみを着地させた「高這い」で前進できるお子さんもいます。

「はいはい」の時、手のひらがパーと開いているか、頭を上げて前を見て前進しているか、足の親指を使って床を蹴っているか、右と左と手足が交互に動いているかなど、お子さんを観察してみてください。これらの「はいはい」の運動の中で、重力に抵抗してからだを支えて保つ力、姿勢のバランスを調整する力、からだのいろいろな部分を連動して動かす力などが育ち、歩くための準備が整います。「はいはい」の大切さを知り、赤ちゃんをすぐに抱っこするくせを止めて、自由に「はいはい」させてください。それが「一人で立つ」第一歩なのです。

11ヶ月	12ヶ月	13ヶ月	14ヶ月	15ヶ月	16ヶ月

・伝い歩きの頃

高ばいの頃

階段を昇る頃

一人で立つ頃

歩き始める頃

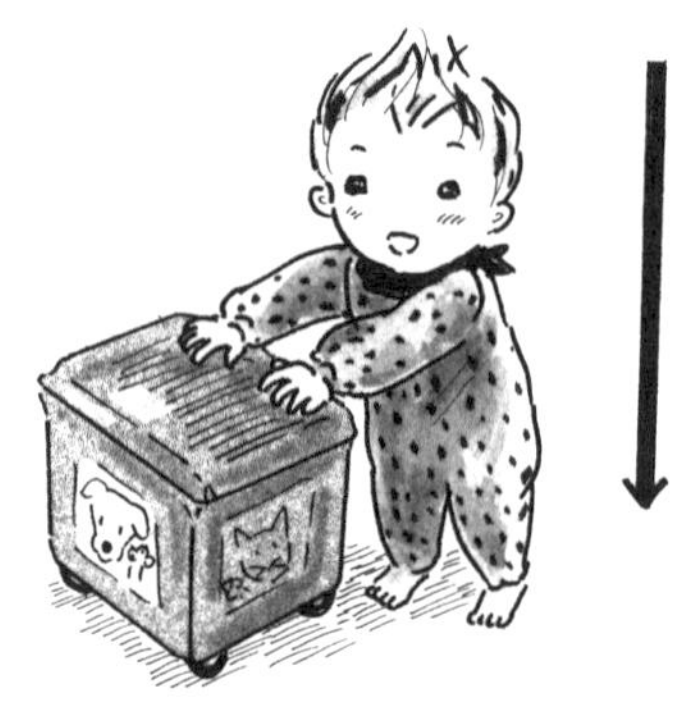

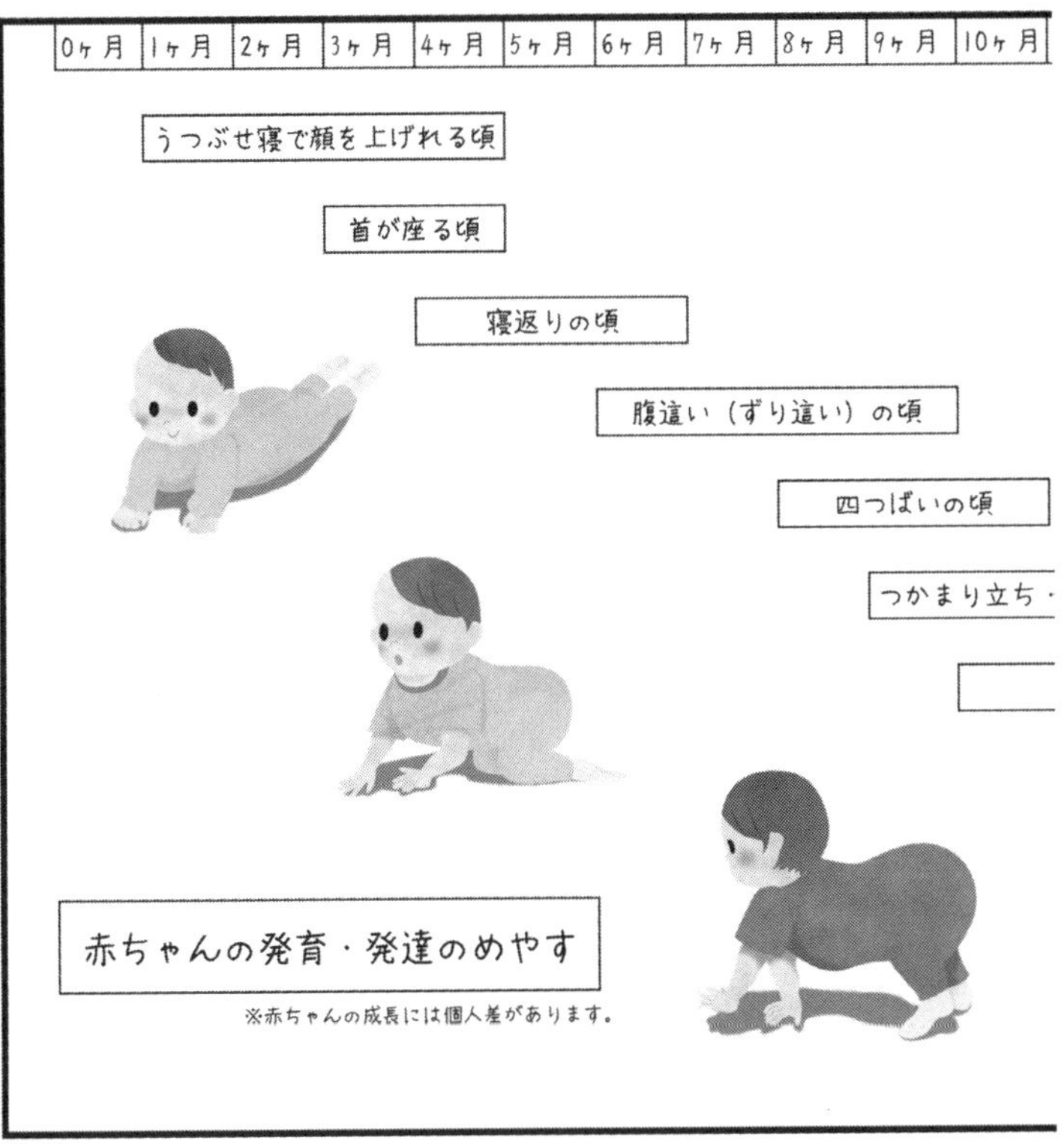
0ヶ月
1ヶ月
2ヶ月
3ヶ月
4ヶ月
5ヶ月
6ヶ月
7ヶ月
8ヶ月
9ヶ月
10ヶ月
うつぶせ寝で顔を上げれる頃
首が座る頃
寝返りの頃
腹這い（ずり這い）の頃
四つばいの頃
つかまり立ち・
赤ちゃんの発育・発達のめやす
※赤ちゃんの成長には個人差があります。

図 11

（1）座る

赤ちゃんがお座りができる時期は、一般的に生後6カ月から7カ月といわれています。まだ不安定なので倒れてしまうこともあるので、お座りをさせるときはそばでサポートできるよう見守りましょう。「はいはい」を多くすることで背中や腕の筋肉が発達してくると上手にお座りができるようになります。8カ月頃になると安定した姿勢で一人で座れるようになります。

床に座る時は［写真33］のように、足の裏と裏を合わせて座る姿勢がおすすめです。

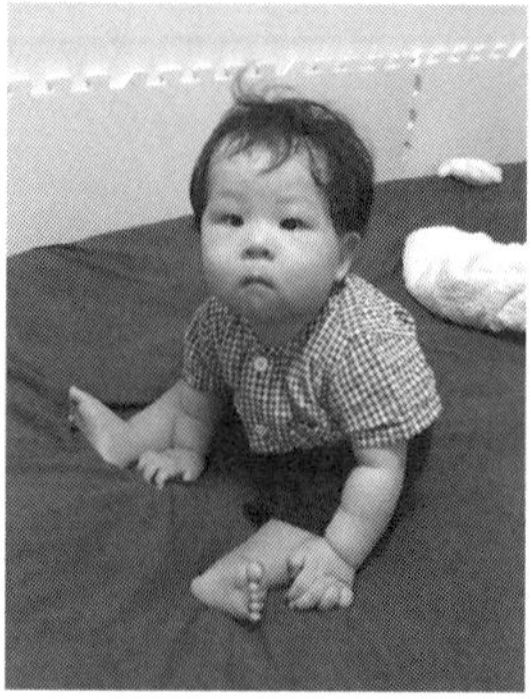

写真 31

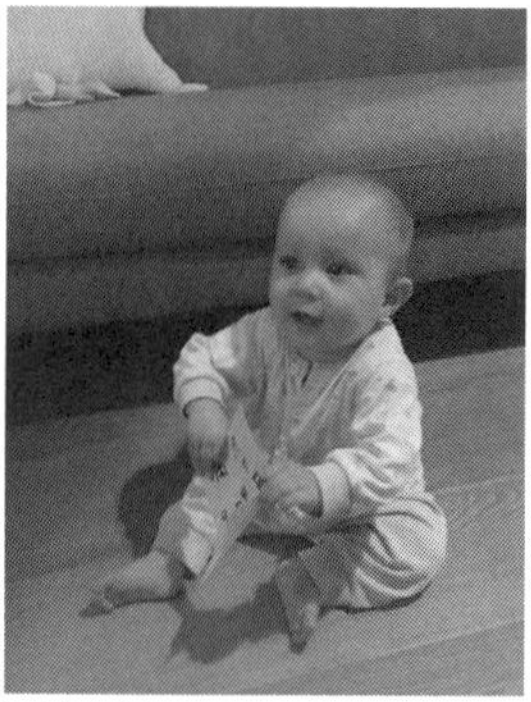

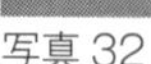

写真 32

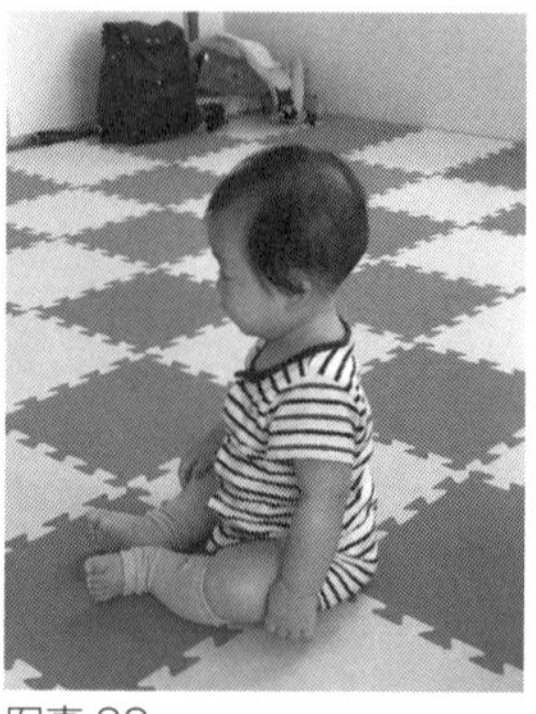

写真 33

（2）膝の上に座らせる

絵本を見たり、話を聞く時など、大人の足の片方にまたがせ、足裏が床につくように座らせます。はじめは腰のあたりを持って支えてあげると、足裏で踏ん張って座れるようになります。慣れてくると背もたれがない場所でも一人で座れるようになり、姿勢もよくなります。集中力も養われます［写真34・35・36］。

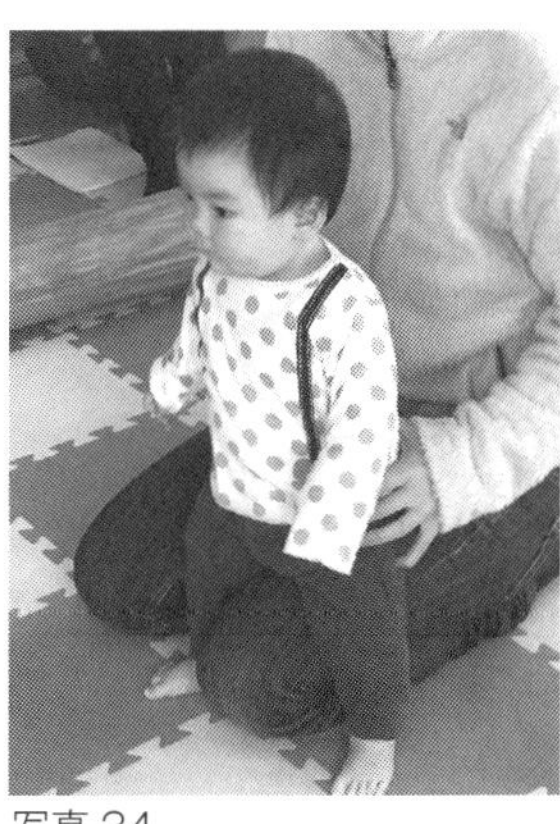
写真 34

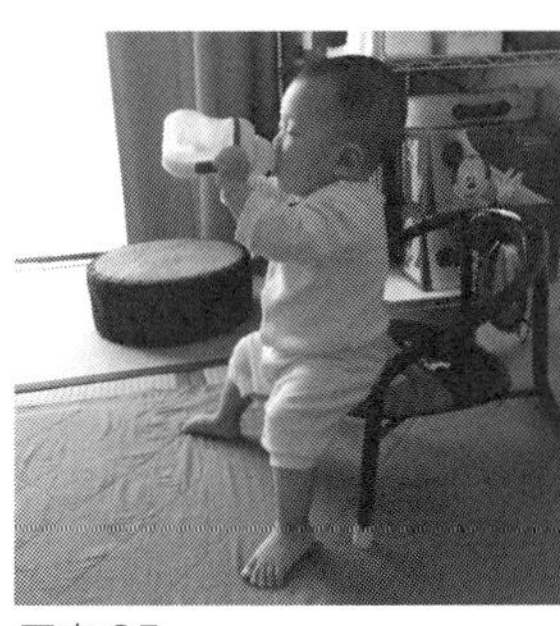
写真 35

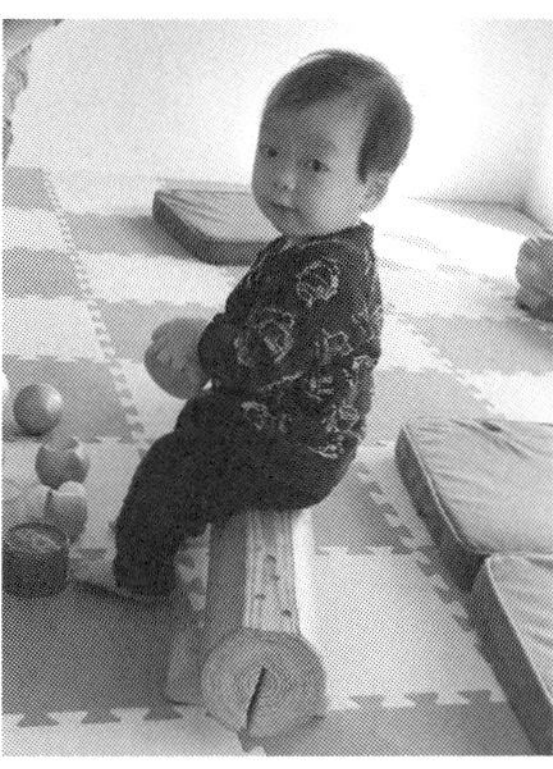
写真 36

（3）授乳の時

いろいろな授乳法がありますが、ここでは縦抱き授乳をご紹介します。

赤ちゃんとお母さんが向かい合うような体勢で母乳を飲ませる方法です。後ろから首を支えてあげましょう。授乳する時、［写真37］のように、大人の足に赤ちゃんをまたがせ、赤ちゃんの足裏を床につけるように座らせます。足裏が床についていると、乳首を深くくわえ、しっかり飲むことができます。横抱きの時に刺激できない部分の乳腺から、母乳を分泌できるので、乳管のつまりを防止することもできます。

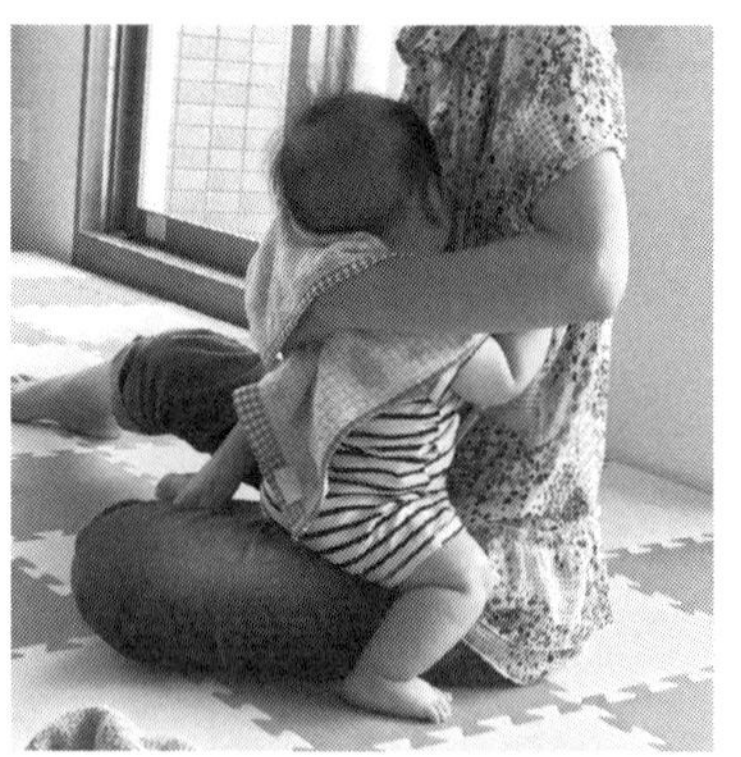
写真 37

（４）這（は）う

７～９カ月の頃から始まる「はいはい」は、移動手段であると同時に、子どもの感情表現、自己表現のひとつです。「あれが欲しい！　今すぐ行きたい！」と生き生きした表情で、まっしぐらに前に進んでいきませんか？

子どもは好奇心が原動力です。手足の筋肉が発達するとともに、視聴覚機能や認知機能の向上によって、頭を持ち上げ、手足を動かし、自分の意思に沿って移動できるようになります［写真38］。

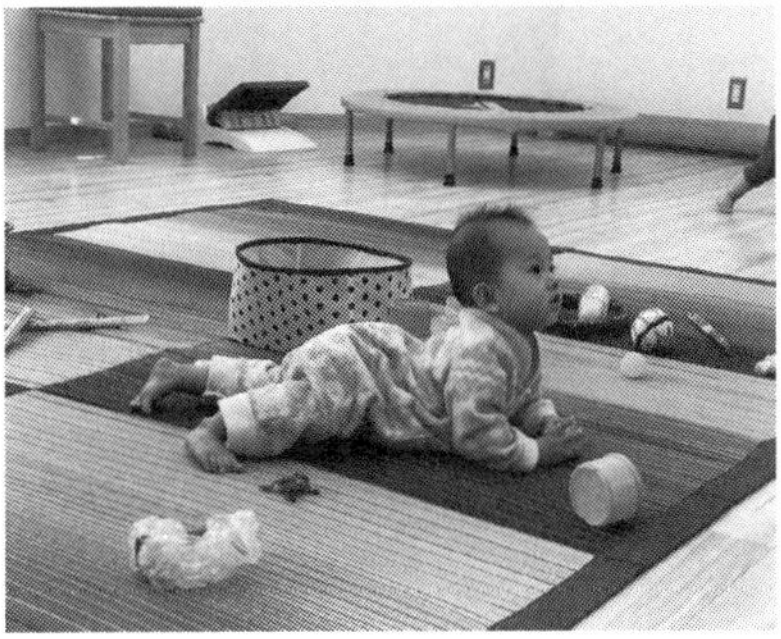

写真 38

●腹這い、または（ずりばい）

「腹這い」とは「はいはい」の前段階にあたり、腹這いで移動するほふく前進のような動作です。大人がやってみると体感できますが、かなりハードな全身運動です。上半身の筋肉を使った動きにより、腕の筋肉や体幹、握力などが鍛えられます。また、下半身を動かす練習の手始めにもなるので、「はいはい」をスムーズにする準備動作にもなります［写真39］。

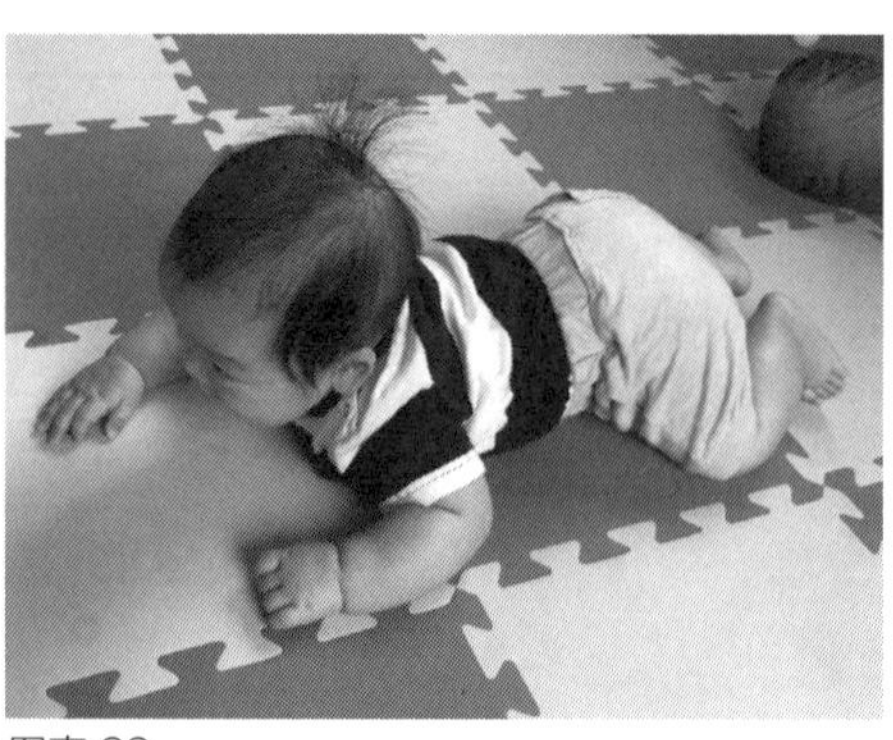
写真 39

●四つ這い（よつばい）

四つ這いで頭を上げた姿勢は、楽なものではありません。重い頭を上げ、首や肩、それらを支えるさまざまな部分に負荷が加わり、胴体を支える状態で動くため、腕や脚、体幹の筋肉や、バランス感覚も鍛えられます［写真40・41］。

心が動かされるものを見つけては、「はいはい」で移動し、舐めたり手で触ったりして遊びます。それによって自分のまわりの環境との関わり方が質的・量的にも深まり、子どもの世界は一気に広がっていきます。赤ちゃんは「動いて学ぶ」ことを繰り返し成長します。自由に動いて学んで遊べるように、大人は見守りながら関わっていきましょう。

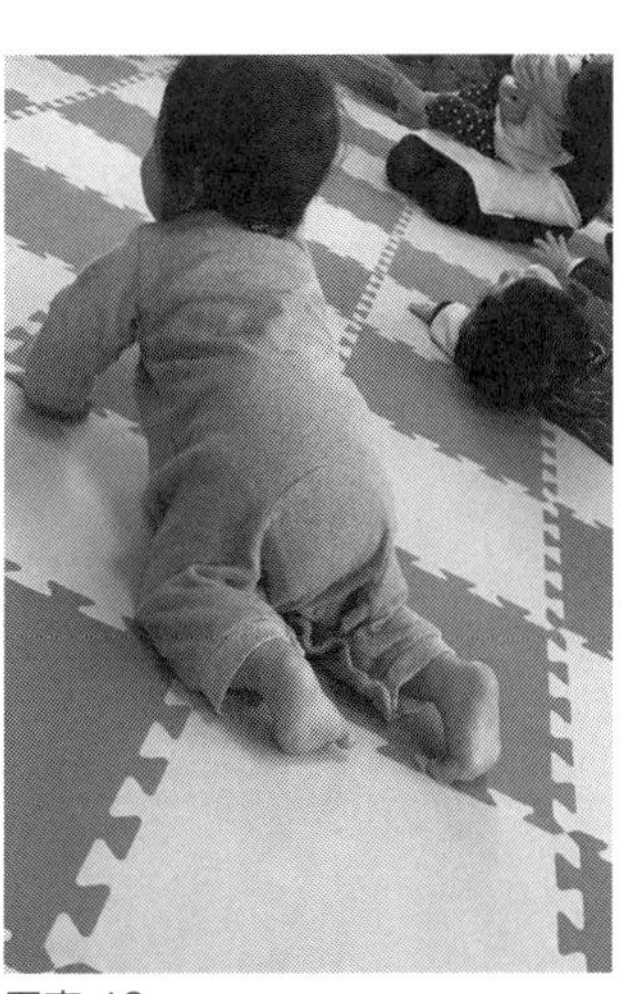
写真 40

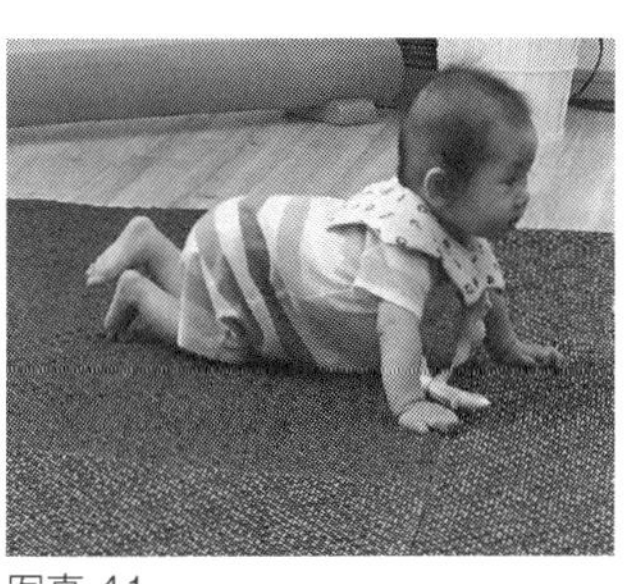
写真 41

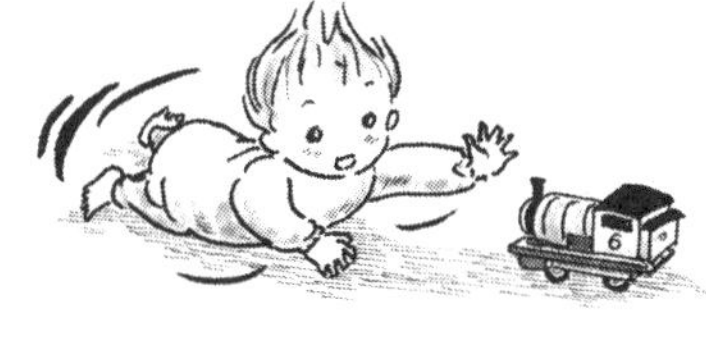

●高這い（たかばい）

高這いは、両手両足を床に着け、お尻を上げて移動する動作です［写真42・43］。手でからだを支え、顔を上げて足指で床を蹴って進みます。腹筋と背筋を使う全身の筋トレとバランス訓練と言えるでしょう。滑り台や斜面を下から登ると、高這いの自然な練習になります。

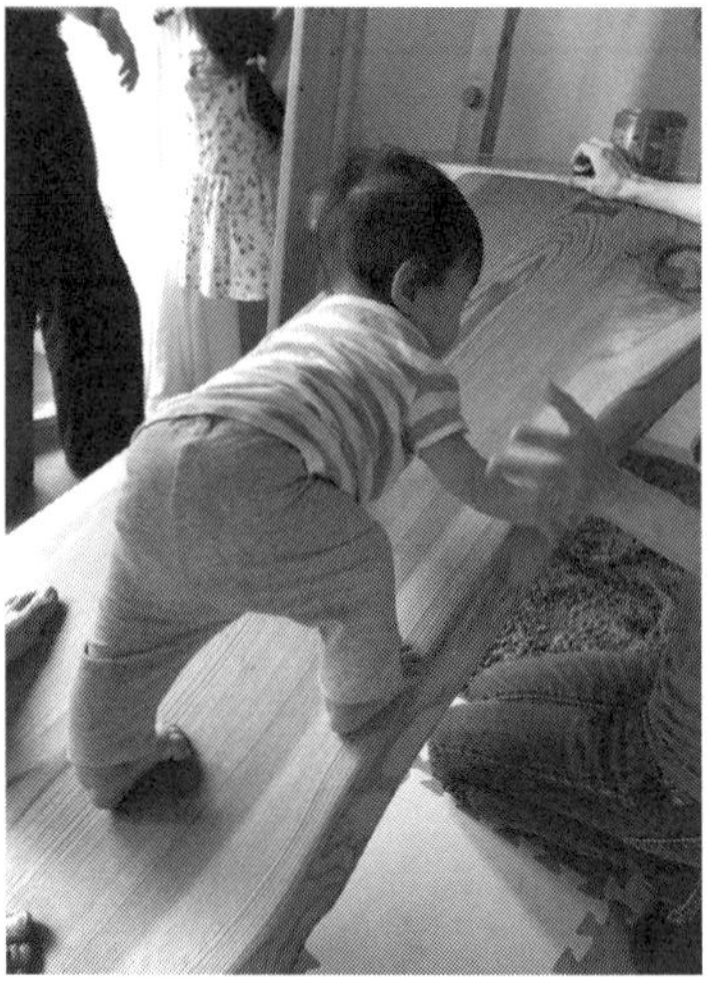

写真 42

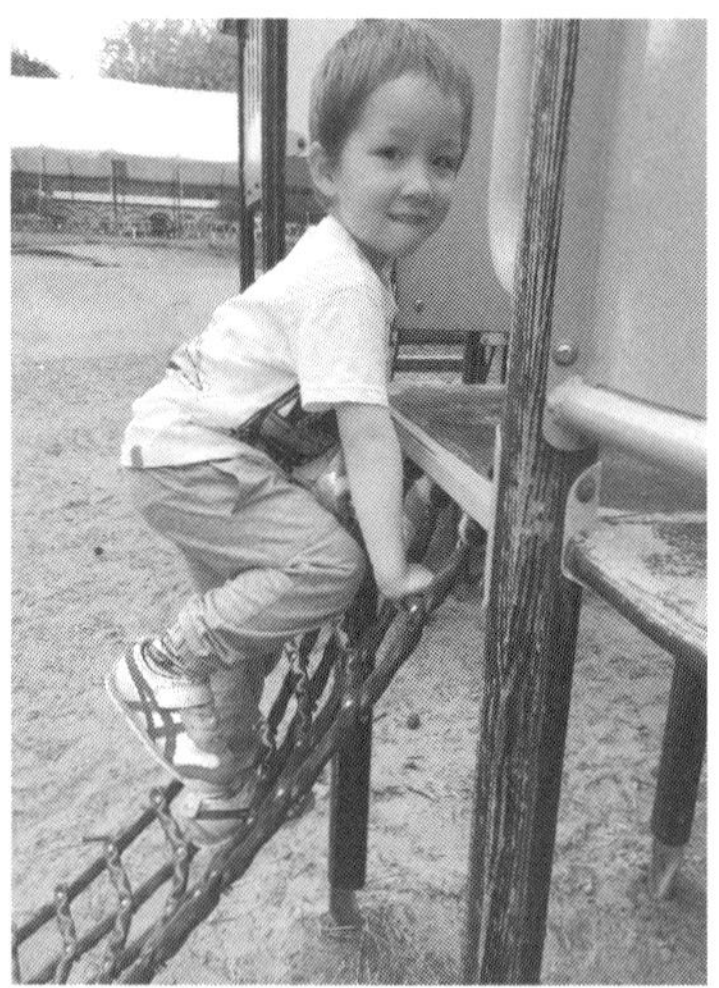

写真 43

（5）登る

滑り台などの斜面を下から高這いの姿勢で登る時には、足の指を使い、全身の筋肉を使います。

座布団やお布団で山を作って乗り越える遊びも、高這いがたくさんできるのでおすすめです。

月齢が大きくなれば、梯子などを登ると、空間認知力も養われます［写真44・45・46］。

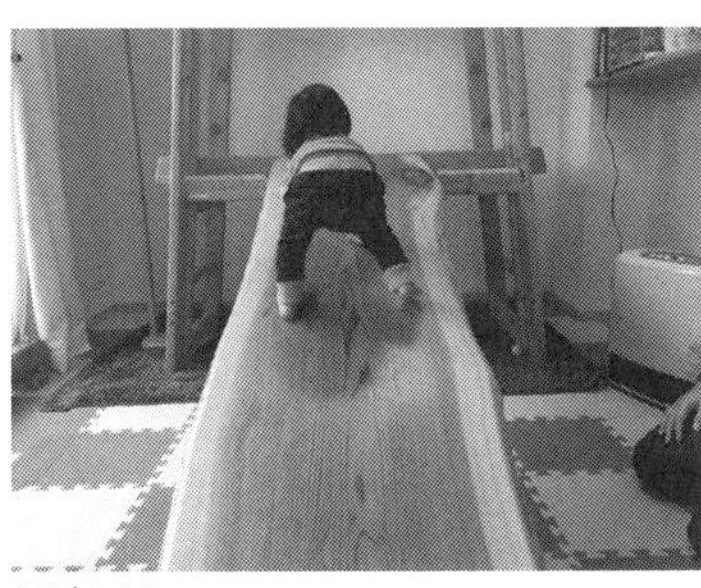

写真 44

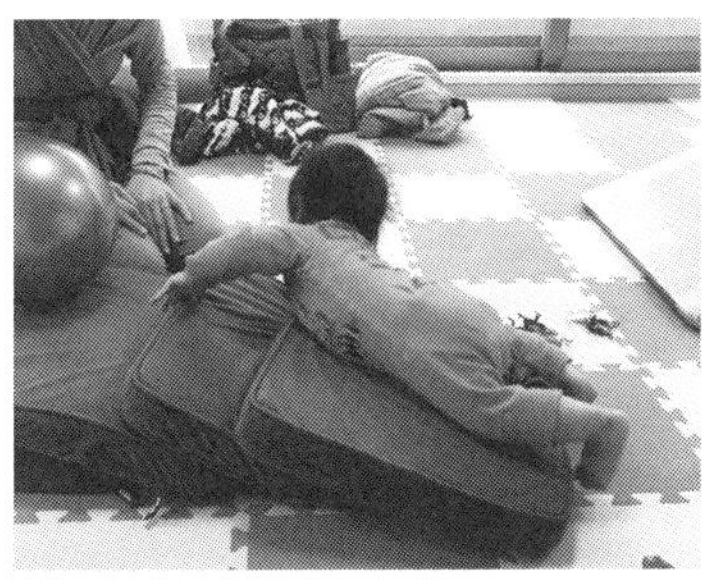

写真 45

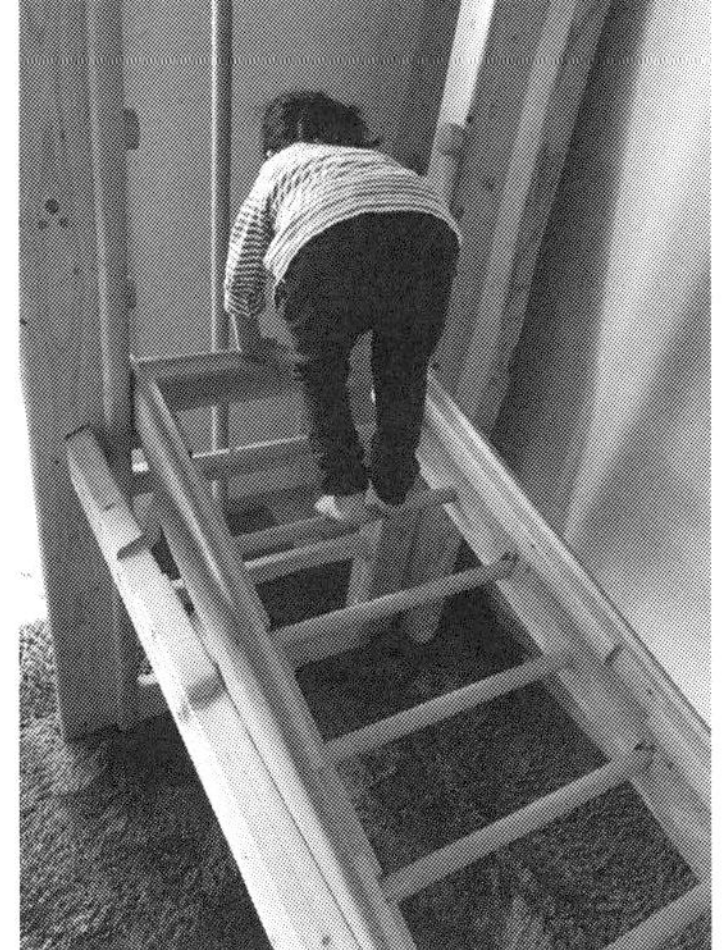

写真 46

（6）立つ

赤ちゃんが一人で立つというのは、何かにつかまらず自分の力で立つことを言います。「はいはい」から、つかまり立ちをして伝い歩きをくり返すうちにバランス感覚が養われ、下半身がしっかりしてきて、一人で立つことができるようになります。長い期間「はいはい」をしている赤ちゃんは、脚の筋力もつき、安定して立つことができます。

成長には個人差がありますので、それぞれの赤ちゃんのペースを見守りましょう。一人で立つことができるようになった頃、少し背伸びをすると手が届く場所におもちゃなどを置くと、つま先をしっかり使う動きを引き出せます［写真47・48・49］。

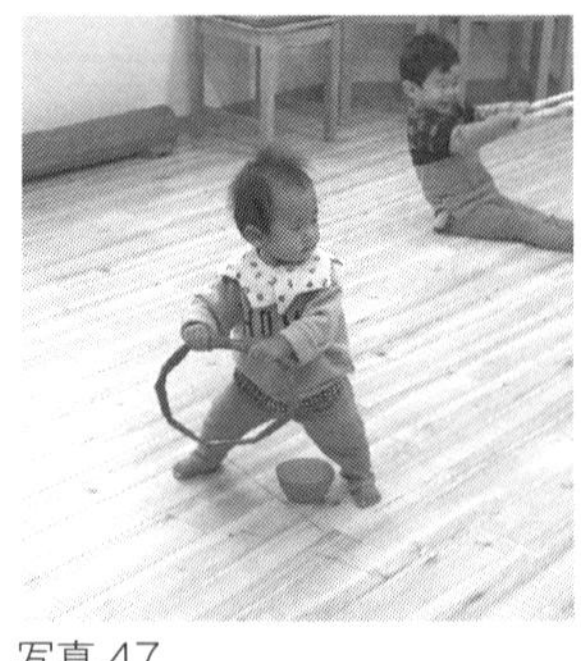

写真 47

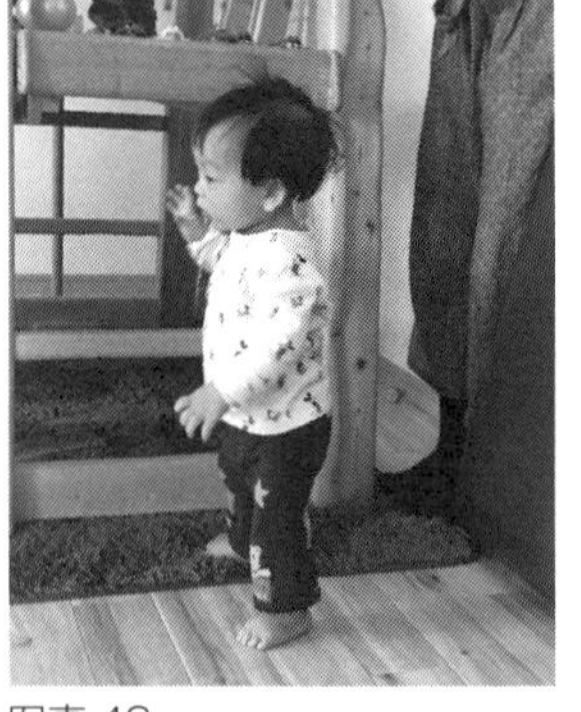

写真 48

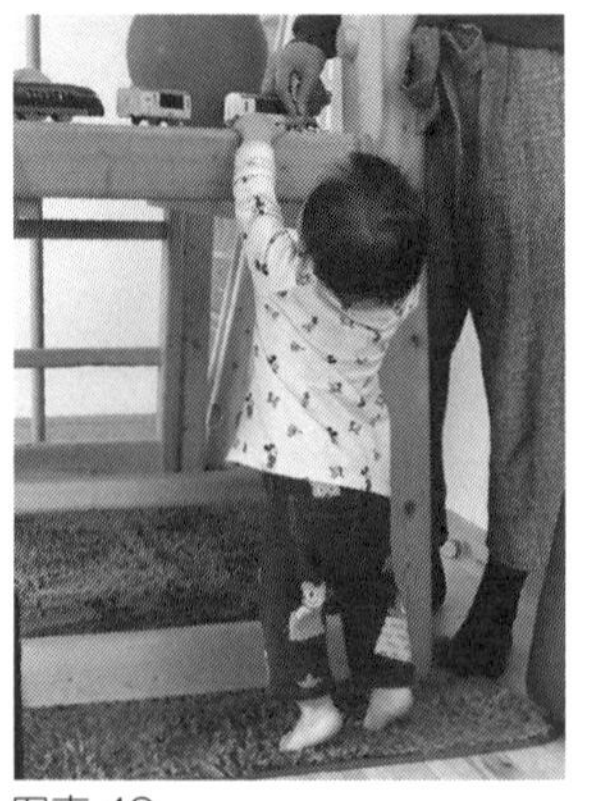

写真 49

（7）歩く

お子さんと毎日どれくらい歩いていますか？　歩数は子どもの運動量を表す目安となりますが、約30年前の小学生は1日平均2万7千歩ほど歩いていたそうです。現在の小学生は1万3千歩と半分以下に減っているようです。ゲームなどで遊び室内で過ごす時間が増え、外遊びをする機会が減少していることが主な原因と見られています。

今は何をするにも便利な時代です。掃除は掃除機が勝手にしてくれますし、自転車も電動自転車をよく見かけるようになりました。大人も子どもも「歩く」ということを意識しないと、どうしても歩かない生活になりがちです。歩かなければ、歩けなくなってしまいます。

子どもと一緒に歩いていると、大人一人では気づかなかった新しい発見があるものです。大人に

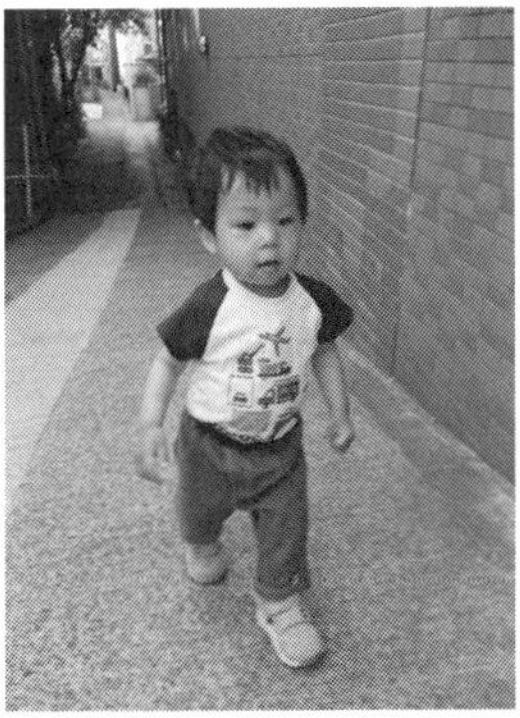

写真 50

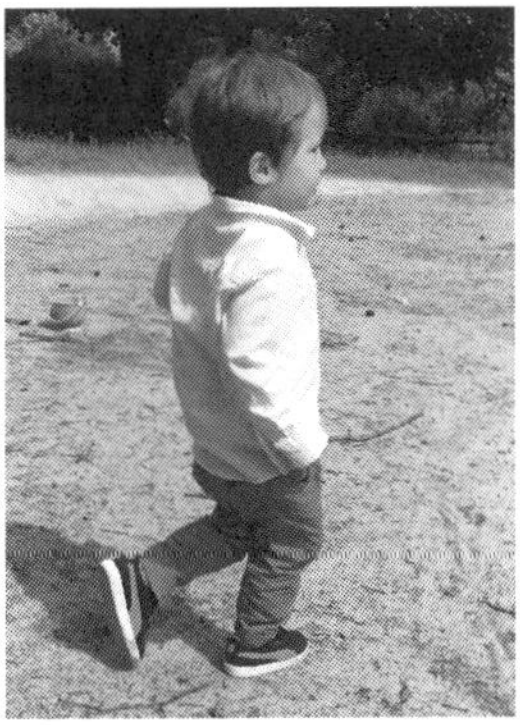

写真 51

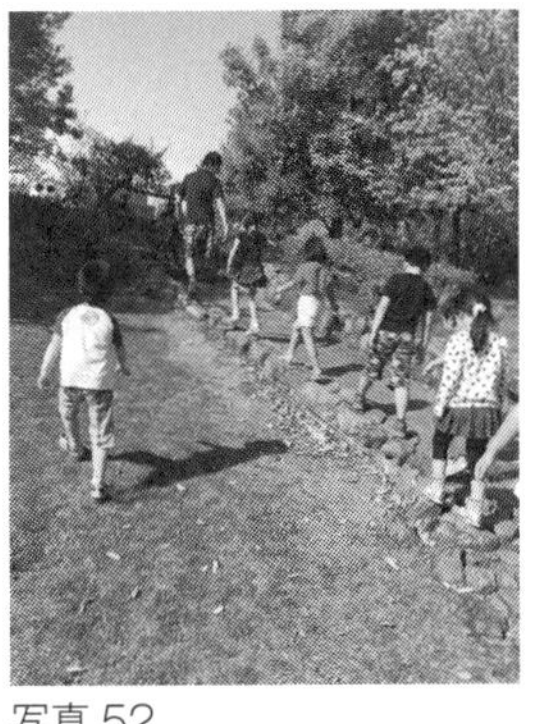

写真 52

とっては、つい見過ごしてしまうような何気ないものでも、子どもからすれば大発見だったりします。また、大人の視線よりも低い子どもの視線だからこそ、見つけられるものもあります。子どもと一緒に歩くことで、大人も新たな視野を広げることができるのです。

また、子どもの基礎体力や脳の発達は、歩くことで促されます。舗装された道路ばかりでなく、芝生や石段、砂場、砂利道や落ち葉の上などを歩くことで、足裏からいろいろな刺激が加わります。子どもと一緒に足裏の感覚を楽しみながら、さまざまな場所を歩いてみましょう［写真50～54］。

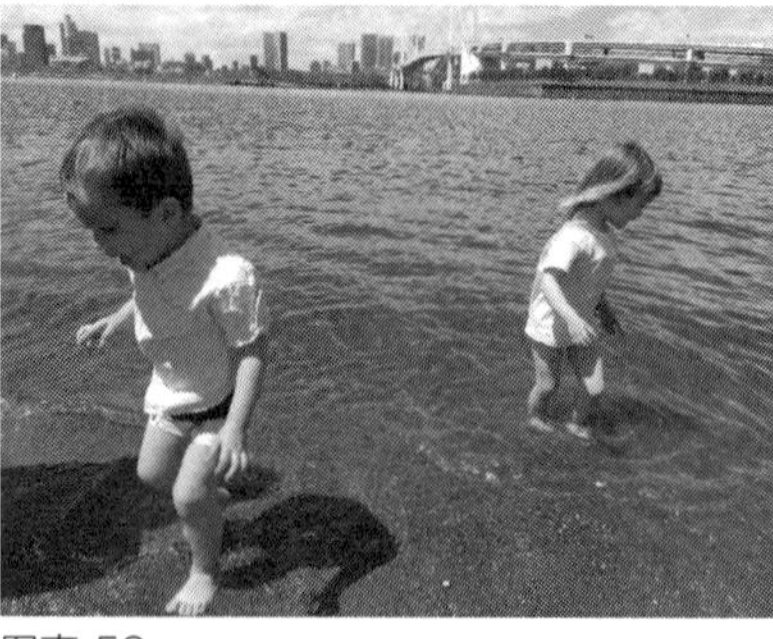
写真 53

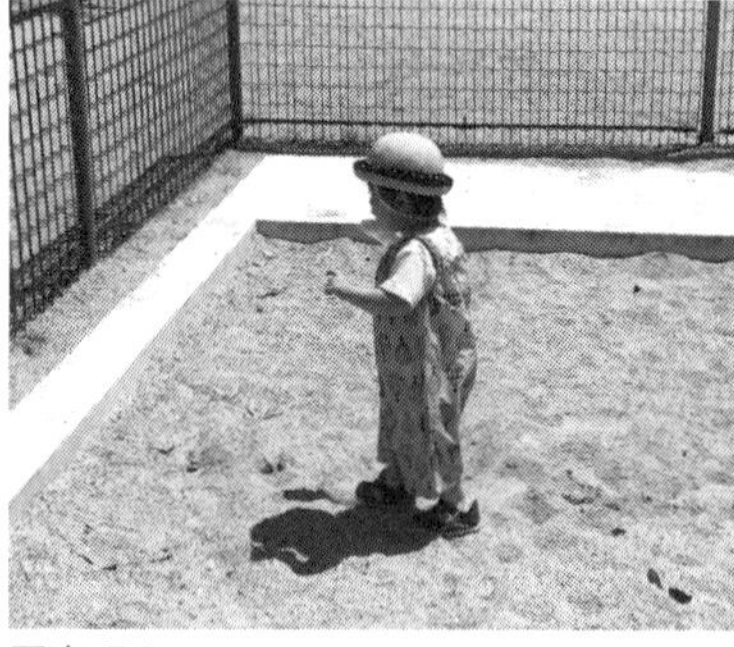
写真 54

（8）抱っこ

赤ちゃんにとっての抱っこは、大好きなお父さんとお母さんのぬくもりによって安心を得られる大事なスキンシップであるだけでなく、からだの発達にも大きく関わりがあります。

生後2～3カ月までの、首が座っていない月齢の頃は、抱いている人の顔が見える横抱きが適切です。片方の手は首の下で頭を支え、もう片方の手は股の間から背中を支えると安定した抱っこができます。発達に合わせて抱っこも工夫しましょう。7～8カ月過ぎて背中がしっかりしてきたら縦抱きにするといいでしょう。外向きに抱っこすると、視界が広がります［写真55］。大人の抱き

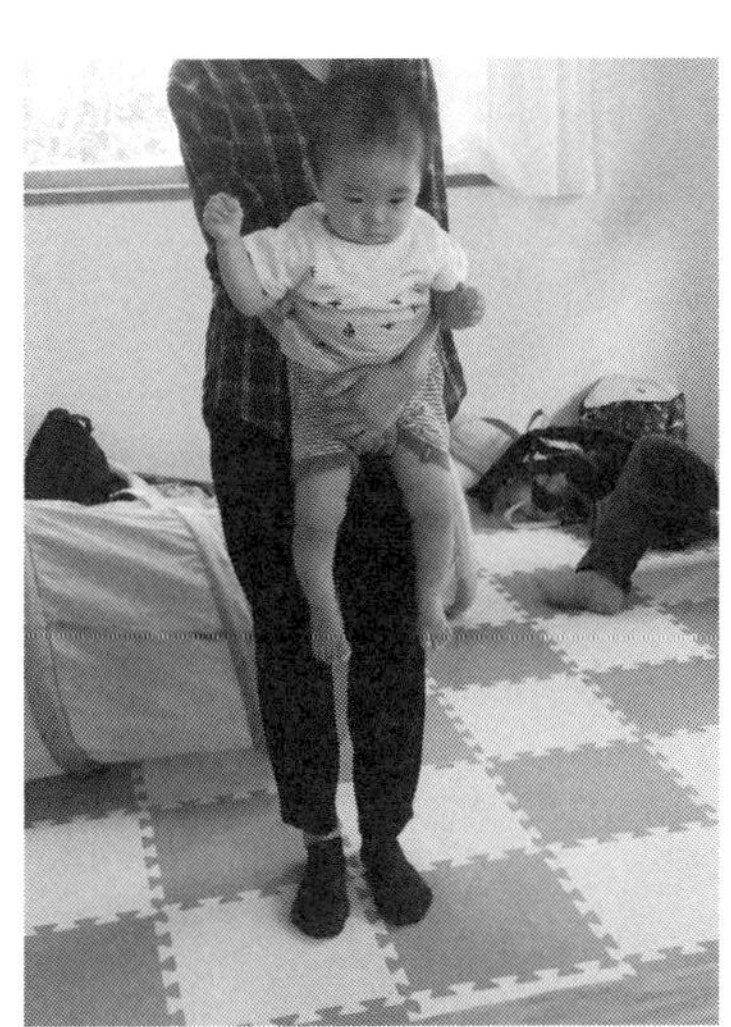

写真 55

ぐせが、子どものからだのくせをつくってしまうこともあります。右手で抱っこしたら、持ち替えて左手でもするなど、子どものからだのくせがつかないように、左右交互に抱くように意識しましょう。

便利な育児用品が増え、抱っこひももいろんなタイプのものがあります。大きく分けて、

●縦抱き抱っこタイプ
●スリングタイプ
●横抱き抱っこタイプ

の3つのタイプがあります。

移動のために使用すると、長時間の利用になりますが、お子さんの様子を見ながら、こまめにおろしてあげることも必要です。

抱っこひもの中で長時間同じ体勢で抱っこされていると、狭い空間で身動きができず、からだ全体や手足を動かす機会がありません。「続けて使用するのは2時間くらいまで」と、SG（製品安全協会）では示していますが、私たち大人が2時間同じ体勢でいることはできるでしょうか？

子どもの発達を考え、からだにくせがつかないように抱っこしてあげることが大事なのです。

（9）走る

「歩く」は、片足立ちの連続技です。片足立ちを交互に繰り返しながら、中間で両足立ちをしつつ、前に進んでいきます。つまり、必ずどちらかの足が地面・床にはついているのが「歩く」という動きです。

一方、「走る」は、両足が地面から離れている、つまり空中に跳んでいる瞬間があります。その分、幼い子どもたちにとっては、難しく複雑な動作です。2歳頃には「走る」という動きができるようになりますが、はじめはゆっくりで歩幅も小さく、跳んでいる時間も短く、腕やからだ全体を横に

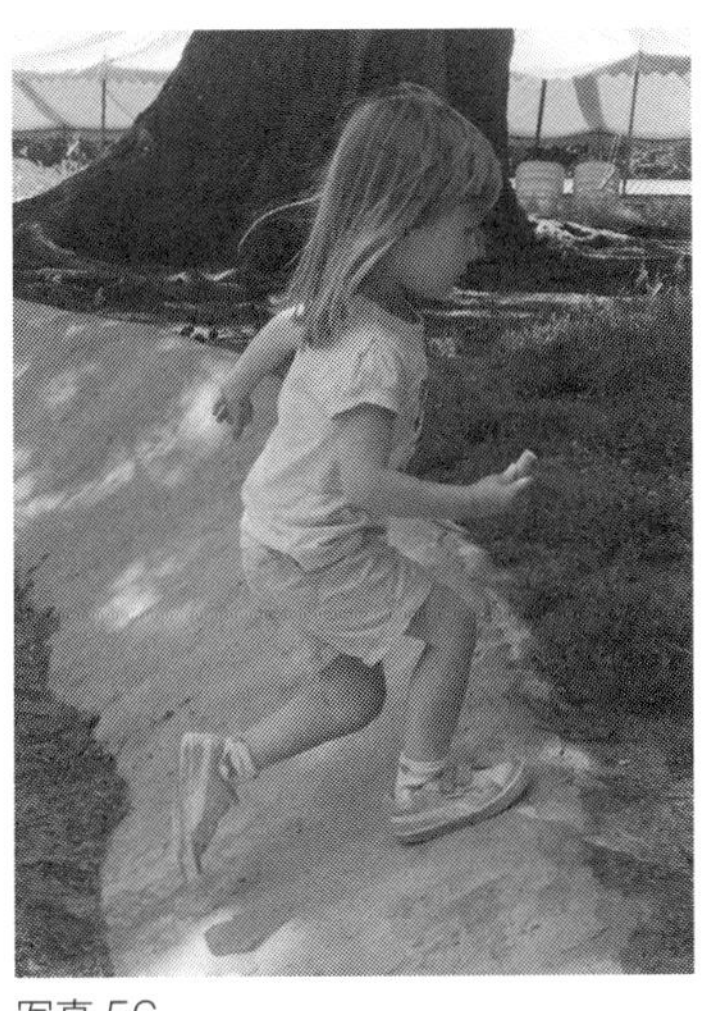
写真56

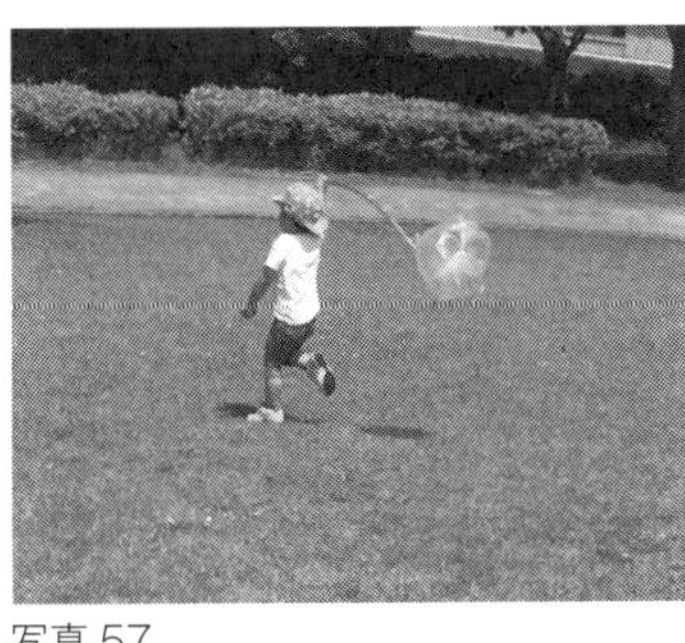
写真57

回しながら走るのです。

そして、年齢が上がるにつれて足の力もしっかりしてきて、腕やからだ全体をうまく使うことで跳んでいる時間が長くなり、速く長く走ることができるようになります［写真56・57］。

第5章

靴を履く

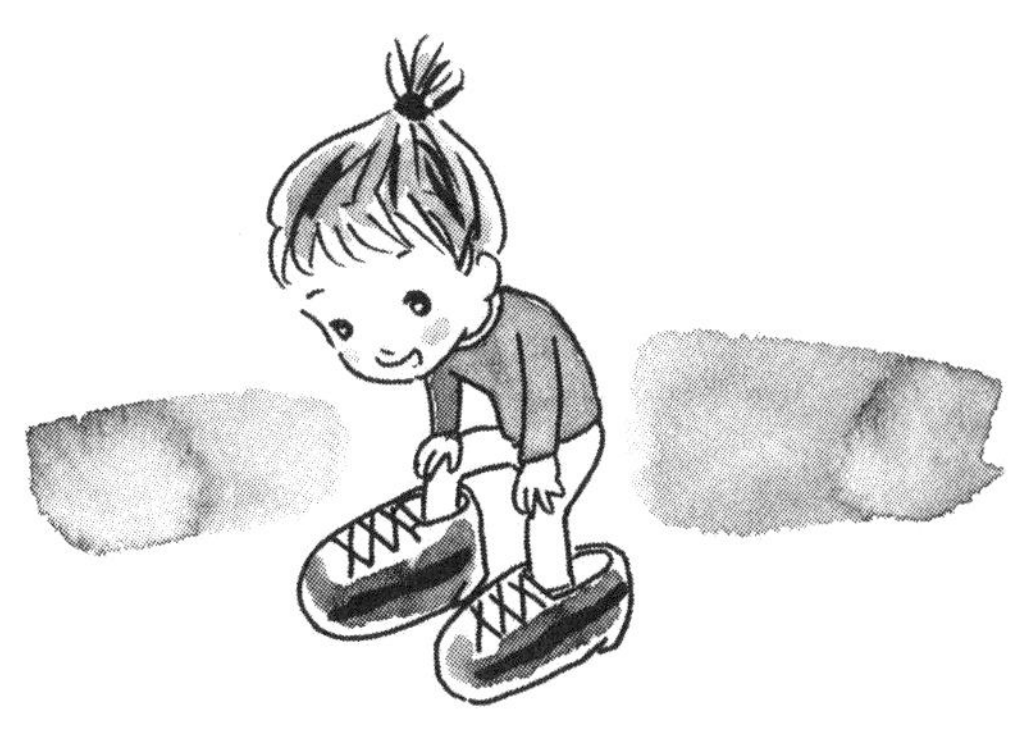

1 靴を選ぶ

顔や体格が一人ひとり違うように、足の形も一人ひとり違います。靴を選ぶためには、それぞれの足の形を知ること、足のサイズを知ること、靴の選び方を知ることの3つが必要です。

（1）足の形を知る

人間の足を、足の指の長さのバランスで分類すると、主に3種類に分けられます［図12］。

エジプト型は、母趾（親指）が一番長いタイプです。

ギリシャ型は、第2趾（ひとさし指）が一番長いタイプです。

スクエア型は、母趾と第2趾が同じくらいの長さのタイプです。

日本人の足の形は、エジプト型が65～75％、ギリシャ型が15～25％、スクエア型が5～10％と、日本人にはエジプト型がもっとも多いと言われています。お子さんの足の形はどのタイプです

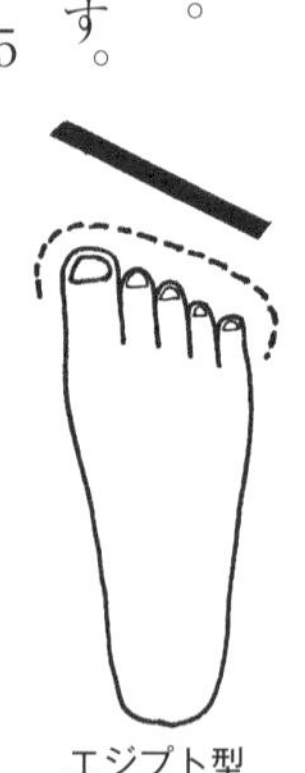

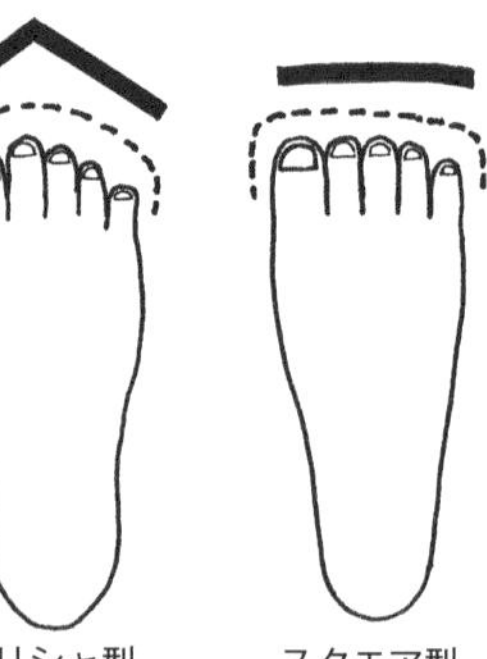

図12　3種の足の形

か?

なるべく足の形のタイプに近い靴を選びましょう。お子さんの足の形を知ることは、足に合う靴選びの第一歩です。

(2) 足のサイズを知る(足長・足囲)

足のサイズを知ることは、靴選びの基本です。

洋服を選ぶ時には着丈だけでなく、胸囲を測るように、足も長さだけでなく足囲を測ります。足囲とは、親指の骨のつけ根と小指の骨のつけ根の部分をぐるりと囲んで測った長さのことです〔写真58・59〕。靴のサイズは、日本工業規格(JIS)で定められています。センチで表されるのが足長、アルファベットによる記号で表されるのが足囲に対応するサイズです(148~149頁)。足長と足囲の数字を靴のサイズ表に当てはめると、足の甲周りが細めなのか、太めなのか、標準なのかの目安が得られます。これを参考に靴のサイズを選んでください。

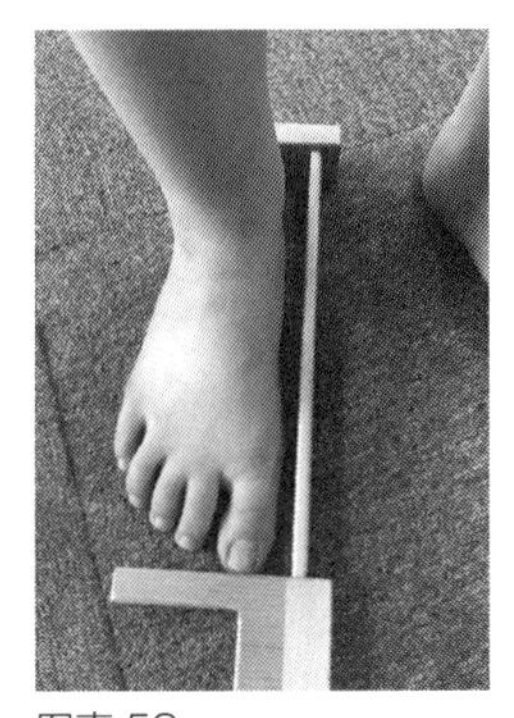
写真58

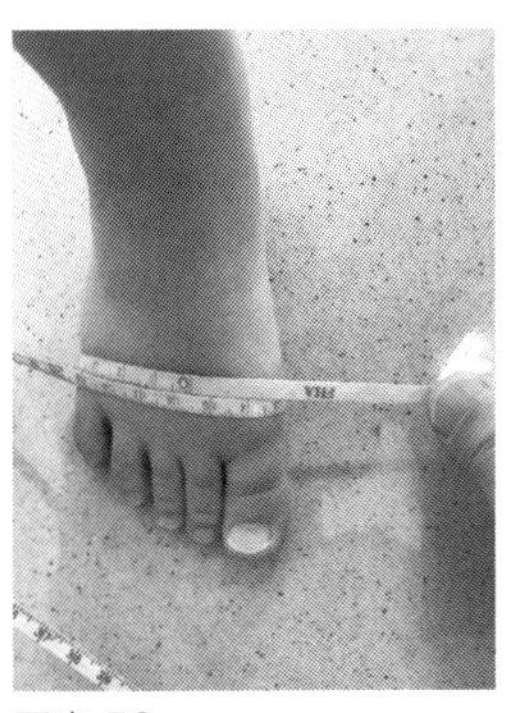
写真59

ただし、サイズが同じ靴でも、メーカーやモデルによって実際の大きさは違います。だから、靴に書いてあるサイズだけで選ぶのではなく、必ず試し履きをしてから決めます。

［写真60・61・62］は、左からA社（白色）、B社（ベージュ色）、C社（オレンジ色）の3足とも同じ15センチの子ども靴です。同じサイズの靴でもメーカーや型番によってデザインが違います。

靴のつま先の形やかかとの高さ、履き口の広さの違いを見てください。つま先の形は、A社の靴

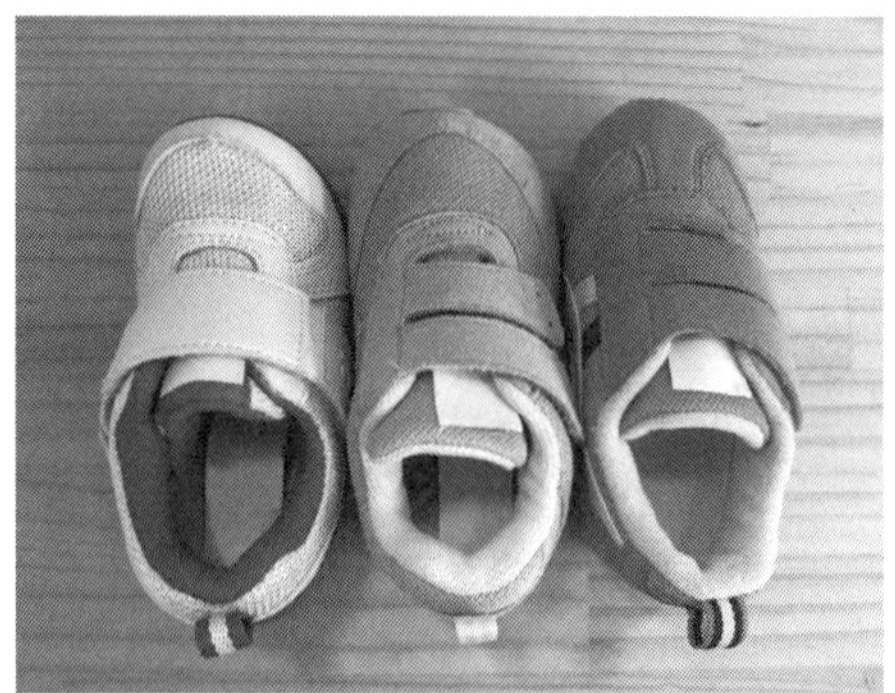

写真60　上から

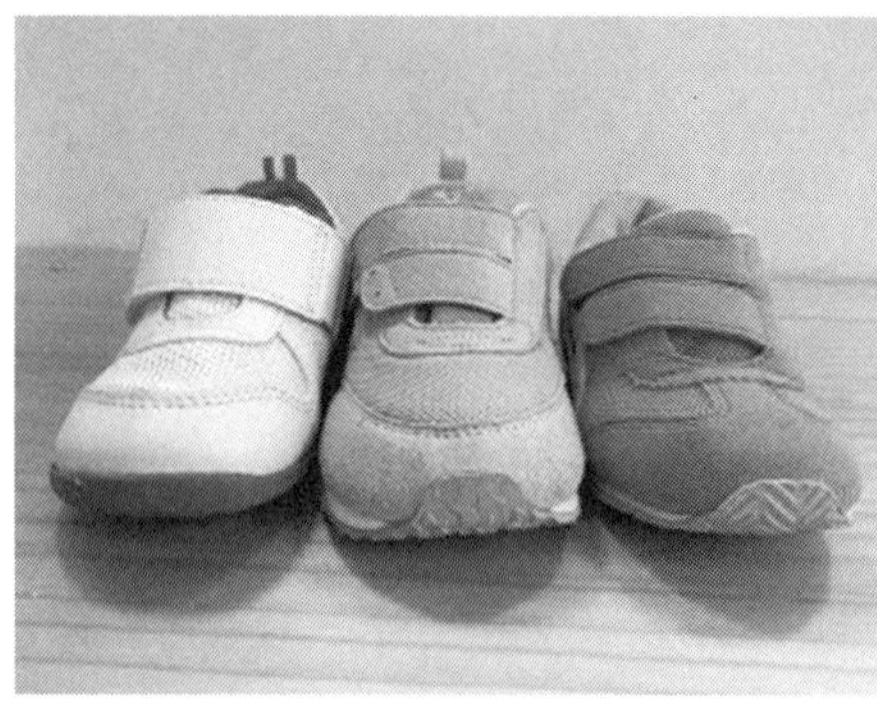

写真61　前から

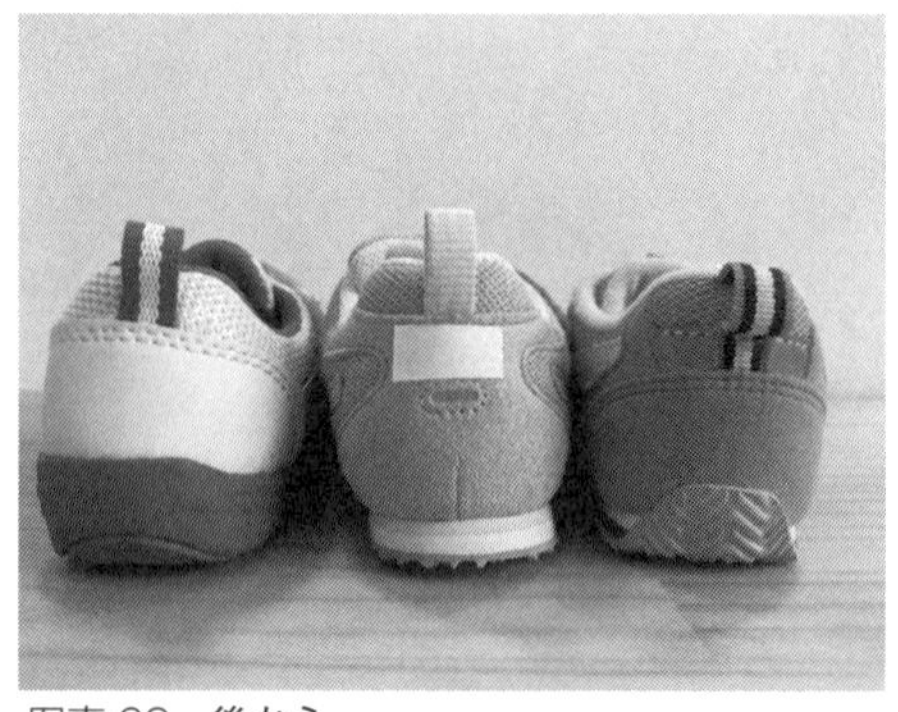

写真62　後から

は親指の方が長く丸みを帯びています。B社の靴はつま先の形が真っすぐで、C社の靴は全体に丸みを帯びています。かかとの高さはA社が一番高く横幅も大きいです。履き口の広さを比べるとA社の靴が一番広いことがわかります。

（3）靴の選び方を知る

足に合わない靴を履いていたり、履き方が正しくなかったりすることで、まだ未完成の子どもの足は変形してしまうことがあります。子どもの足の成長を妨げない靴選びのポイントを、大人が知ることが大事です。

子どもの靴選びのための8つのチェックポイント

［図13］

①ベルトで靴幅のフィット調節ができるもの

足と靴をしっかりと固定することは、運動能力を向上する上で欠かせません。ベルトがないスリップオンタイプの靴は、簡単に脱ぎ履きできますが、足と靴がしっかりと固定できません。すると歩く時に靴の中で足が前にずれてしまうために、歩き方が不自然になったり、靴が脱げないように力んでしまうために、疲れやすくなったり、転びやすくなったりします。

② 中敷きが取り出せ、足と靴のサイズのチェックができるもの

中敷きが取り外せるものを選びましょう。子どもは靴が足に合うかどうか自分ではわかりません。サイズが合っているかどうかを目で直接見て確認します。

【中敷きを外して確認する方法】で詳しく説明します（94頁）。

③ 足の長さに合った適切なサイズのもの

小さすぎる靴を履くと、足の指を締め付けて足の指の変形につながることもあります。また、歩

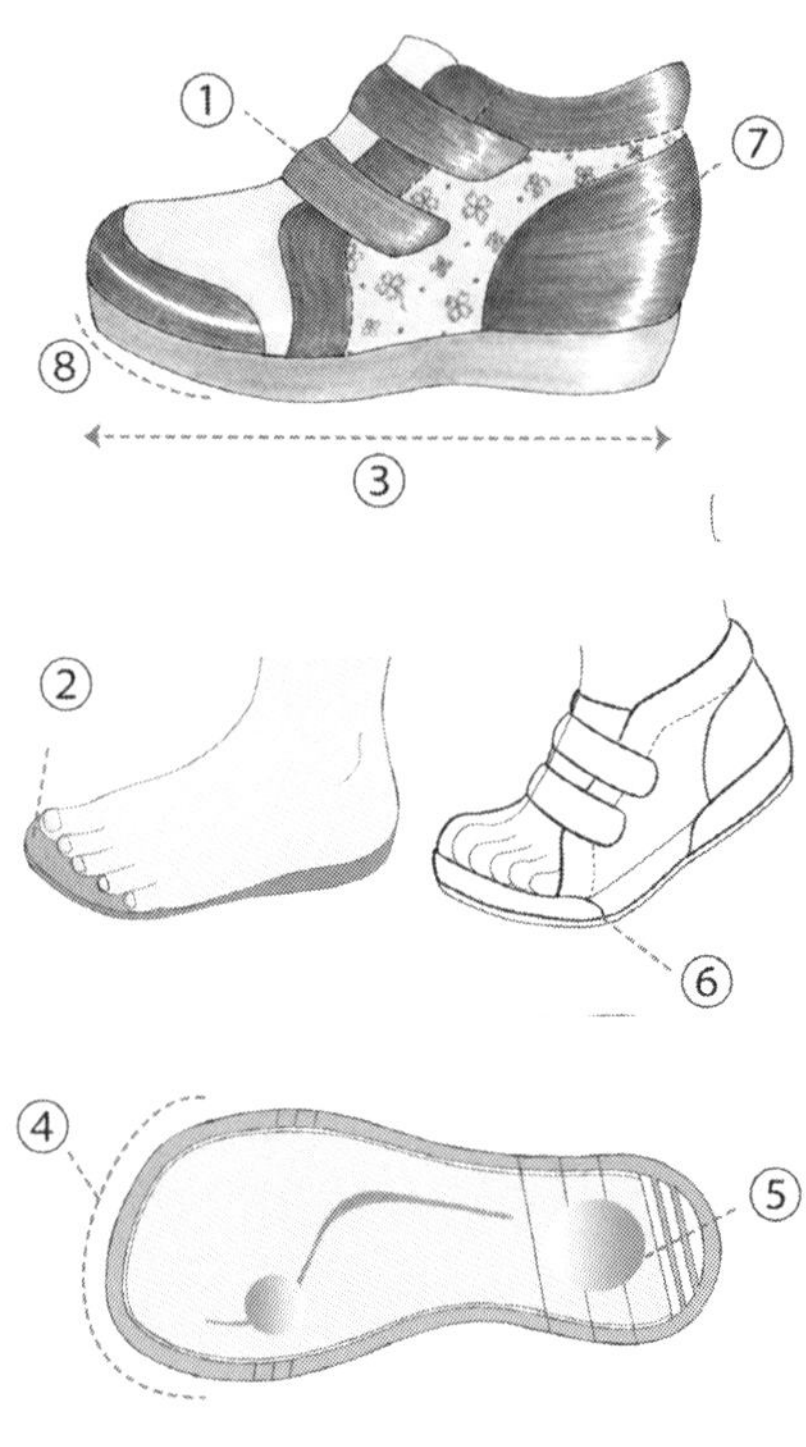

図13　靴選びのチェックポイント

きにくい上に転びやすく、ケガをすることがあります。

一方、大きすぎる靴を履いた場合、靴の中で足が前にずれてしまうため、靴のつま先に足の指が当たり、足の指の変形につながることもあります。

④ つま先が足の指を圧迫しない形のもの

靴のつま先が細いものではなく、足の指の形に合ったものを選んでください。また、足の指を靴で上から押さえつけないように、適度な厚みがあるかどうかもみてください。

⑤ 靴底が衝撃を吸収し、滑りにくいもの

動いている時に足にかかる負荷については、歩いている時は体重の1.3〜1.5倍、走っている時には体重の3倍、ジャンプする時は体重の5倍かかります。舗装された硬い道路や鉄筋コンクリートの床の上では、足自体の衝撃吸収性だけでは足を痛めることもあります。靴の底に適度な厚みがあり衝撃を吸収できるものを選んでください。濡れると滑りやすく転んでケガをすることもありますので、滑りにくい靴底を選びましょう。

⑥ 足の指の曲がる位置で靴が曲がるもの

足は、歩く時も走る時も指のつけ根が曲がります。その時に、靴も同じように曲がらないと、足に負担をかけます。そしてかかとの乗る部分は曲がらない硬さが必要です。

⑦ かかとの骨を支えるための芯があるもの

筋力の弱い子どもの足は、かかとの骨が外側に傾きやすく、その状態で足への衝撃が重なると、かかとの骨の成長に影響する場合があります。かかとの部分が硬くしっかりしていることが望ましいのです。

⑧ つま先の先端が少し反り上がっているもの

靴の底のつま先部分は、反り上がりがあることで体重移動を助け、歩く時に足が前に出やすく転びにくいのです。反り上がりのないフラットなデザインの靴もありますが、歩く時につまずきやすく危険です。

靴のサイズの選び方 ―中敷きを外して確認する方法―

靴と足が合っているかどうかを確認する一つの方法です。靴の中から中敷きを取り出して床に置き、中敷きに足を乗せて立ちます［図14］。この時にかかとの位置が合っていることを確認しましょう。

つま先には余裕を取ります。つま先の余裕は、歩く時につま先や足のアーチに圧力がかかって、足の指が伸びることを考慮したスペースです。足の形は人それぞれ違うので、一番長い指から靴の

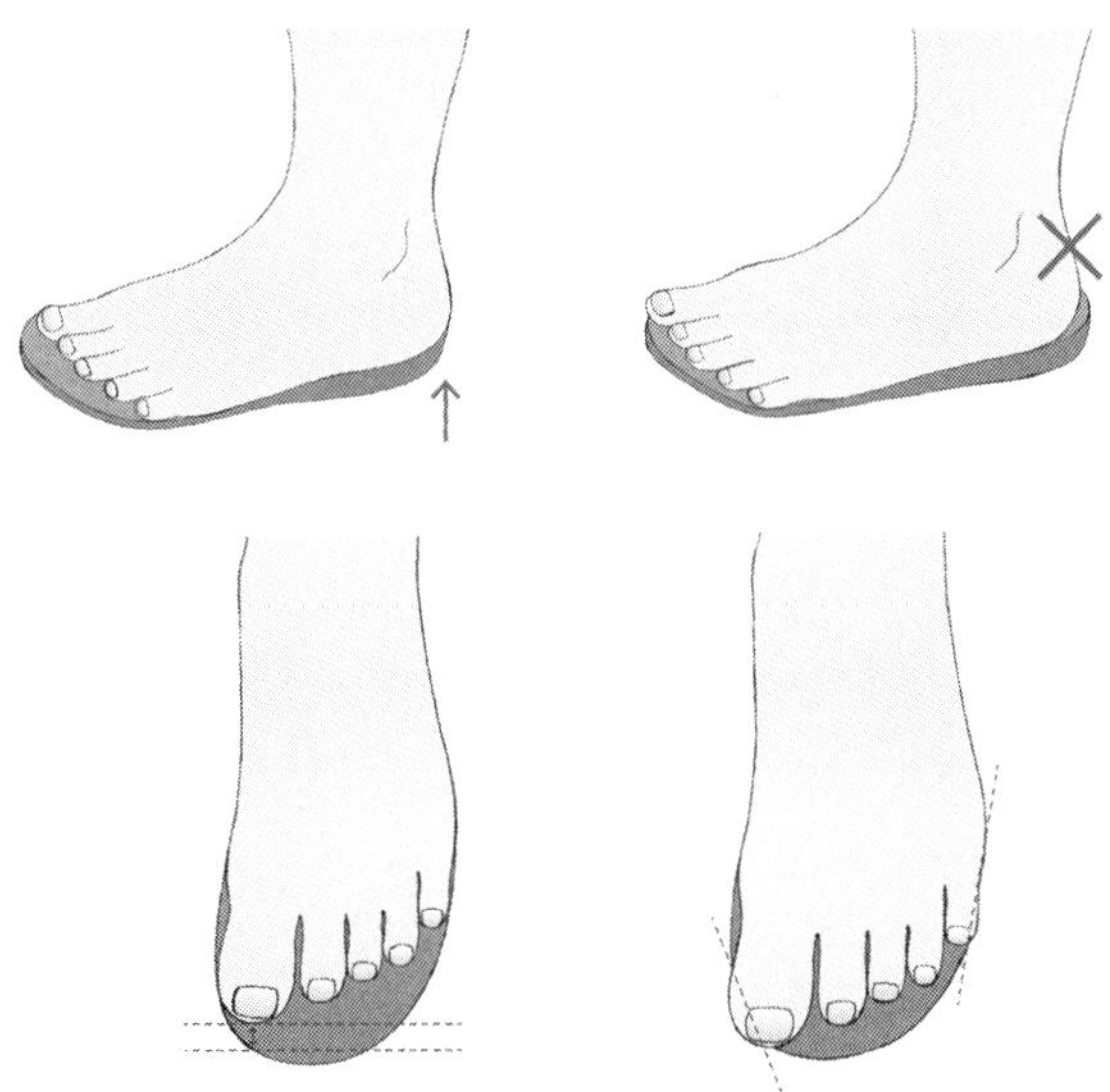

図 14　中敷きを外して確認

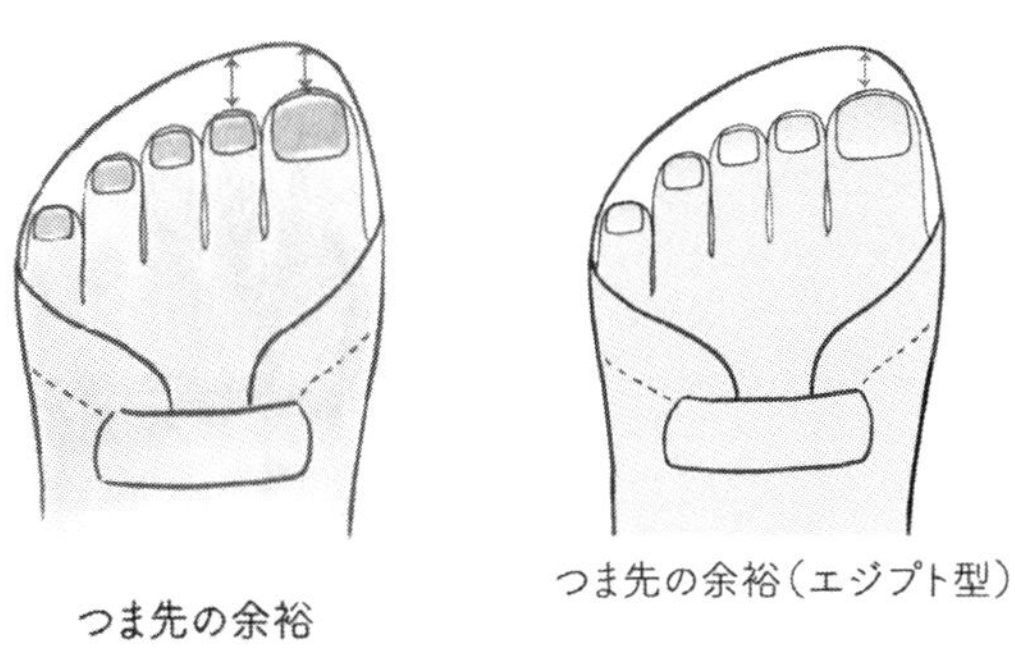

図 15　つま先の余裕

つま先までの余裕をとります。［図15］

靴のサイズが14・5センチ以下のベビー用や幼児用の靴は5ミリから8ミリ、靴のサイズが15センチ以上の幼児用の靴は1センチ程度、小学生以上の子ども向けの靴は1センチまたはそれ以上、大人の靴では1センチ以上を目安につま先の余裕があるものを選びます。ただし、これは、靴のデザインや素材によっても変わります。

次に足の内側と外側を見てください。中敷きからはみ出している場合は小さく、あまりすぎている場合は大きすぎます。

最後に、靴を履いて歩いてみます。中敷きで見るとサイズが合っていても、靴のデザインで動きやすさは変わります。歩き方の安定しているものを選んでください。

2 足の成長に合わせたサイズの見直し

個人差はありますが、3歳頃までの子どもの足は1年に約2センチ、4歳以降の子どもの足は1年に約1センチのペースで成長すると言われています。また、1年の中でも春と夏は成長のペースが早い季節です。「知らず知らずのうちに、靴が小さくなっていた!」という失敗を防ぐために、1歳から6歳までの子どもの場合は、毎月、中敷きを出してサイズを確認しましょう。

小学生になってからは、学期ごとにサイズを確認するのがおすすめです。中敷きを取り出して足を乗せてサイズを確認してください。つま先の余裕が5ミリを切ったらサイズを見直しましょう［写真63］。その時に中敷きについている足跡も確認してみてください［写真64］。

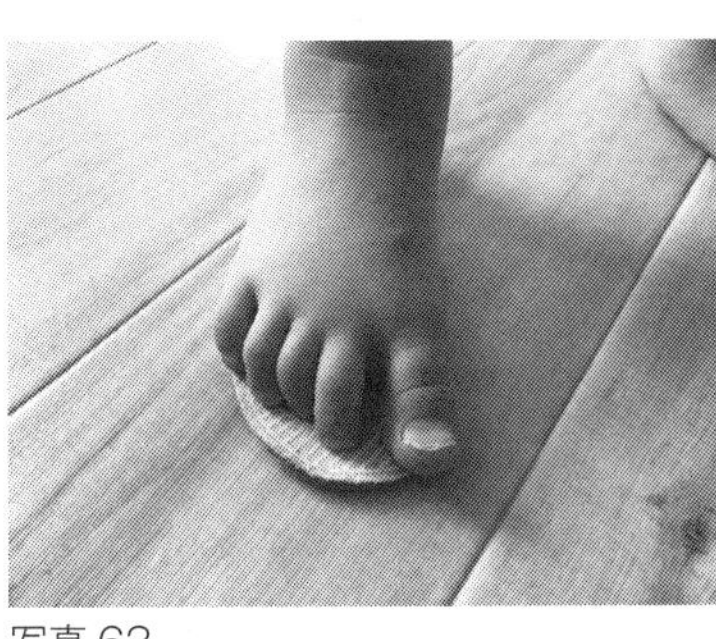
写真 63

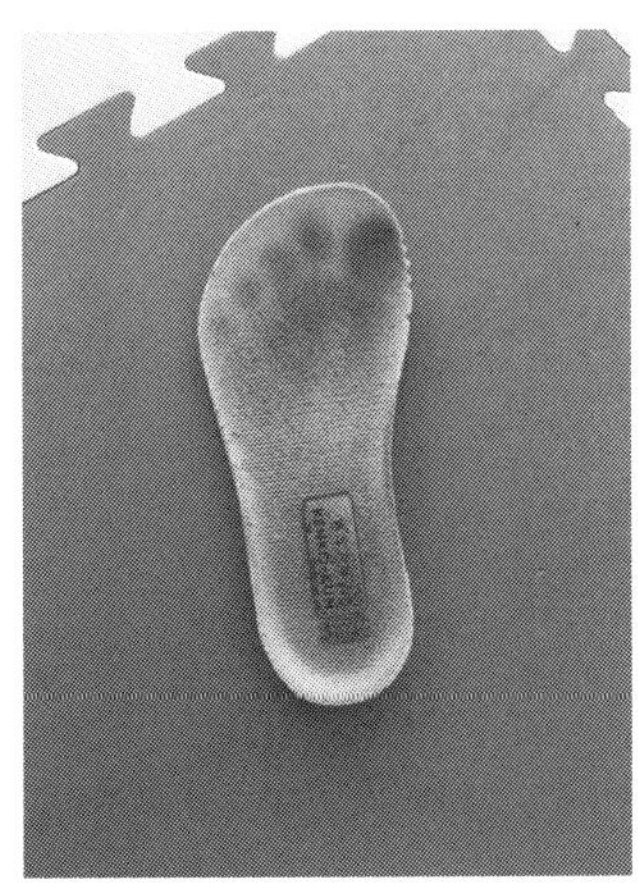
写真 64

中敷きの足跡から、靴の中の足の位置がわかります。かかとを合わせベルトをしっかり留めて履けていると、指の跡がくっきり残ります。しかし、指の跡がつま先寄りに強く移っていたり、全体に黒くなっていれば、サイズアウトしているか、靴の中で足が前滑りしているかもしれません。

3 靴を履く—「かかとトントン」「ベルトでギュッ」—

足に合う良い靴を選んでいても、履き方が良くないと、転びやすいだけでなく指や爪の変形が起こることもあります。

靴を履く時は子どもを座らせてベルトを取り、履きやすいように履き口を開いて足を靴に入れてください。かかとを地面にトントンと軽く打つようにして靴のベロを中におさめて、靴の左右を引き寄せた状態で軽く押さえてベルトを引っ張りながら留めます。

子どもが自分で「かかとトントン」で靴を合わせ、「ベルトでギュッ」と締められるようになるまで、大人が仕上げをしていきましょう。そうすると、足に靴がフィットしている感覚が身につきます［図16］。

また、子どもは親の姿をよく見ています。大人が靴を丁寧に履く習慣を心がけていくことが、子どもの足を育てる大きな一歩になると、私たちは考えています。

靴の履き始めの頃から「かかとトントン、ベルトでギュッ」と靴を履く習慣が身につくと、2歳頃から自分でも履こうとする様子が見られるようになります。保育園でも園庭に出て行く時、座ってベルトをギュッとしてから走り出します。幼児期の子どもは、ベルトがギュッと引き寄せることができているかを大人が確認することも必要です。

大きすぎる靴やかかとを合わせてベルトを留めていないと、靴の中で足は動いてしまい、つま先に指が当たってしまいます。指先の変形にもつながることもあります。

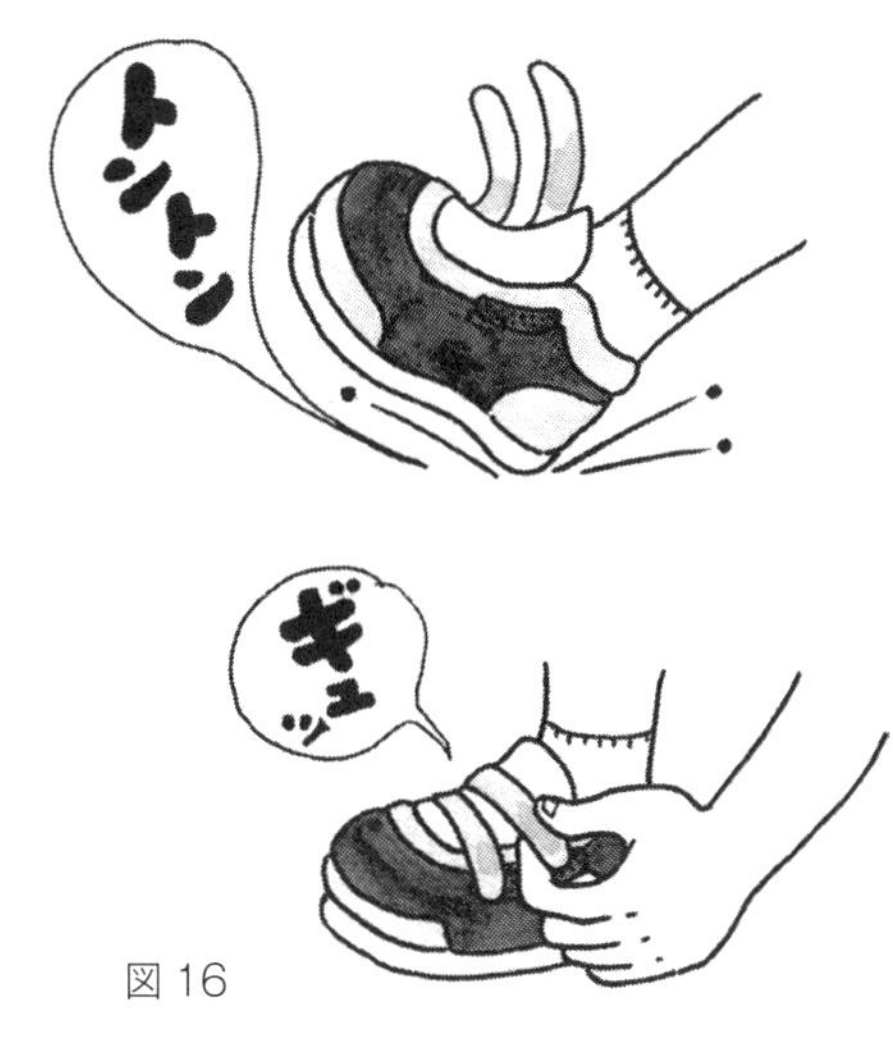

図 16

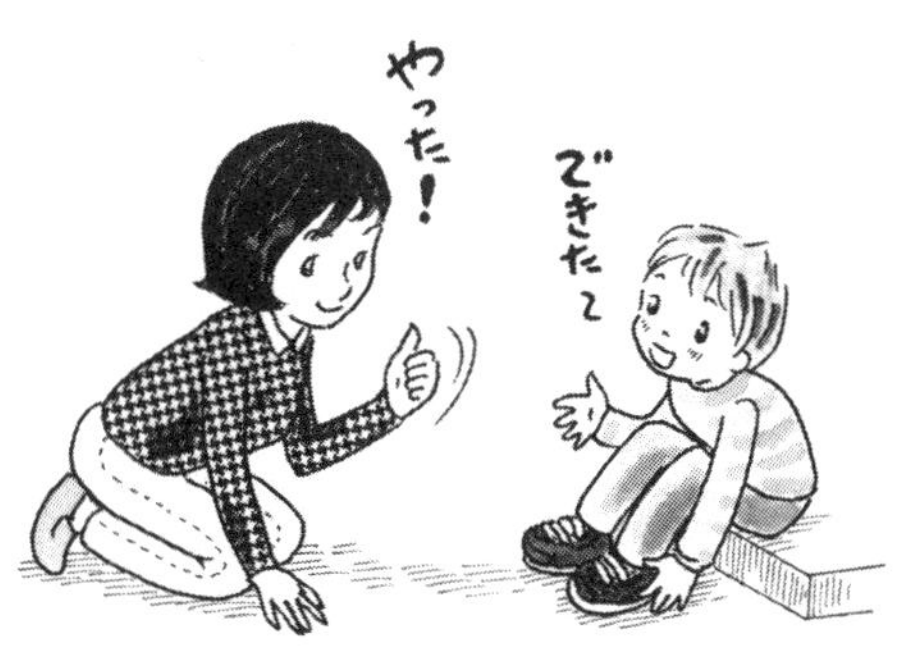

ファーストシューズの選び方

お子さんが室内で10歩くらい歩けるようになったら、ファーストシューズ（最初に履く靴）を準備しましょう。

必ず足のサイズを計測し、5ミリ～8ミリのつま先の余裕を確認してください。初めての靴に慣らせるために、柔らかい素材のタイプのものをファーストシューズと表記しているメーカーもあります。日本足育プロジェクト協会では、外を歩くための靴は「子どもの靴選びのための8つのチェックポイント」の基準を満たすものとしています。参考にしてください。

2足目以降の靴選び

歩き始めの頃は、重心が横方向に揺れて不安定になるので、くるぶしが隠れるハイカットの靴で安定性を重視しましょう。

成長には個人差があるので、いちがいには言えませんが、走り出す頃には、しゃがんだり、踏み返しの動作がスムーズにできるように、くるぶしより低いローカットの靴にすると良いでしょう。

４ 一日でいちばん長く履く靴「上履き」

上履きと聞いて誰もが思い浮かべるのは「バレーシューズ」と呼ばれる、足の甲の所にゴムがついた安価な靴だと思います。これを「子どもの靴選びのための８つのチェックポイント」に合わせて点検すると、全く条件を満たしていないことがわかります。子どもたちが、幼稚園や保育園、小学校で過ごす一日の中でいちばん長く履く靴が上履きです。

一般的なバレーシューズの上履きは足に合わせて履くためのベルトがないので、歩いている時に靴が脱げやすく、無意識に指を反らせたり曲げたりと、余計な力が入ります。

子どもの足は、かかとの大きさより、つま先が広いのが特徴です。バレーシューズはかかとからつま先まで幅が変わらず、足の指を圧迫します。また、かかとの支えがないため、足がぐらつきやすくなります。

同じサイズの足の模型で比べてみました。19センチの足の模型に20センチの靴を履かせています。バレーシューズの方は、つま先の余裕はなく、靴の幅から足の指がはみ出してい

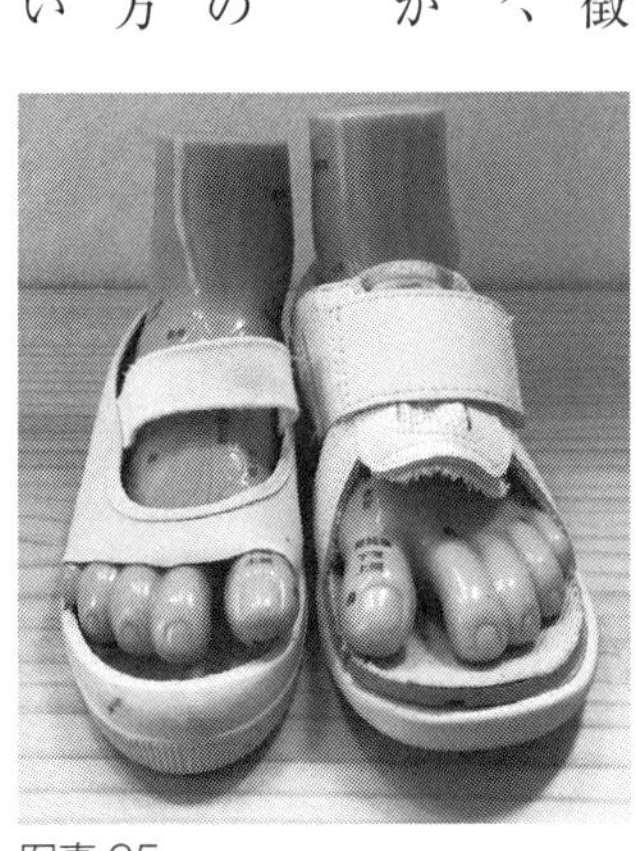

写真65

ることがわかります［写真65］。

左のレントゲン［写真66・67］は、16センチの幼児の足です。靴を履いている状態と靴を履いていない状態の違いを示しています。16・5センチの靴を履くと小指が中に曲がっているのがわかるでしょうか。つま先に余裕がないことで、足の指の変形が起こることがわかります（写真提供：小野整形外科）。

「子どもの靴選びのための8つのチェックポイント」を満たす上履きは、インターネットなどでも販売しています。試し履きができるネットの店舗も増えてきています。検索してみてください。

幼児の足（16センチ）のレントゲン写真

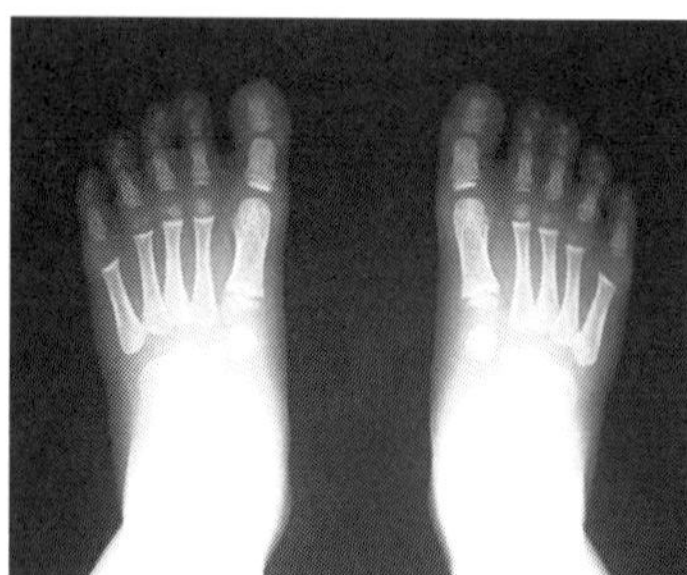

写真66　靴を履いていない状態

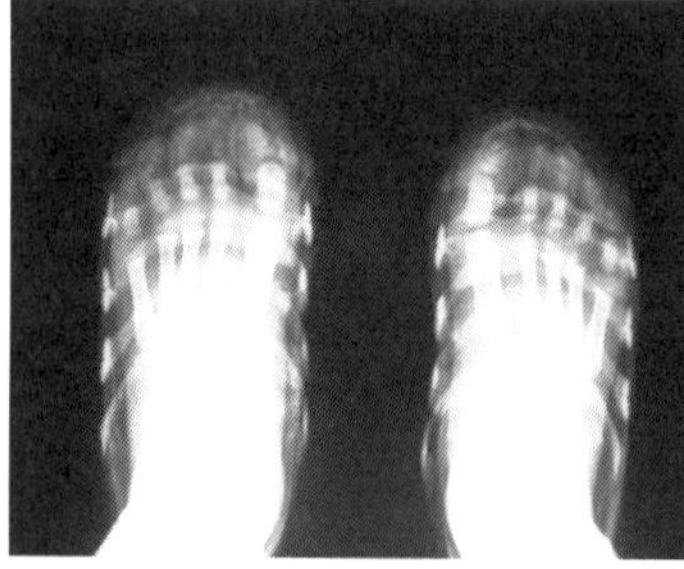

写真67　靴（16.5センチ）を履いている状態

5 裸足（はだし）と素足

裸足と素足について、人類学者であり、ヒトの直立二足歩行への進化過程を研究した近藤四郎氏が、著書『足の話』（岩波新書）に次のように記しています。

「素足は履物を履いている、あるいは履物を着脱することを前提としている裸の足であるのにたいして、裸足は足の皮膚を履物で被うことなく、地上に文字通り裸の足で立っているという意味である。（中略）裸足が人の労働という歴史の面で、力強く、そして長く続いたものであり、履物があらわれるようになってからも、それを素足で用いたということを強調したいのである。」

私たちは、足計測会で、多くの子どもたちの足を見てきました。あまり歩かない、抱っこが多い子どもは、華奢で細い足やぽちゃぽちゃした足をしています。たっぷり遊んでいる子どもは、ゴツゴツしたたくましい足をしています。

大人が意識しないと、子どもたちは、日々の暮らしや遊びの中で足を使う機会がどんどん少なくなっています。子どもたちが裸足で走り回れる環境があるならば、どんどん自由に遊ばせてほしいと思います。子どもたちが、大地をしっかりと裸足で踏みしめ、一人ひとりの人生を堂々と歩んでいけるよう、足元からの健全な成長を育んでいきませんか？

また、日本人は古来、わらじ、ぞうり、下駄などを履き、足の指で鼻緒をしっかりつかみ、足を使ってきました。そのことが足の筋肉の健全な発達やバランス能力を自然に高めてきたのです。

今の子どもたちは、生まれた時から靴を履くことが、ごく普通になっていますが、時には裸足や素足になるとともに、時には幼い頃からぞうり、下駄などの鼻緒モノもうまく使えるように意識しておくことも大切です。

ただし、アスファルトの上では、ぞうり類では衝撃を吸収する力が不足しています。また、足の発達には個人差がありますので、使い分けることも必要です。

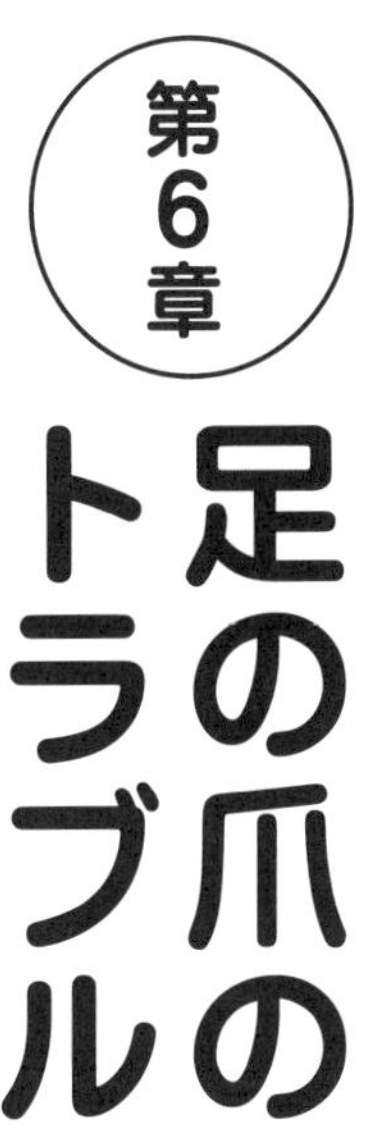

第6章 足の爪のトラブル

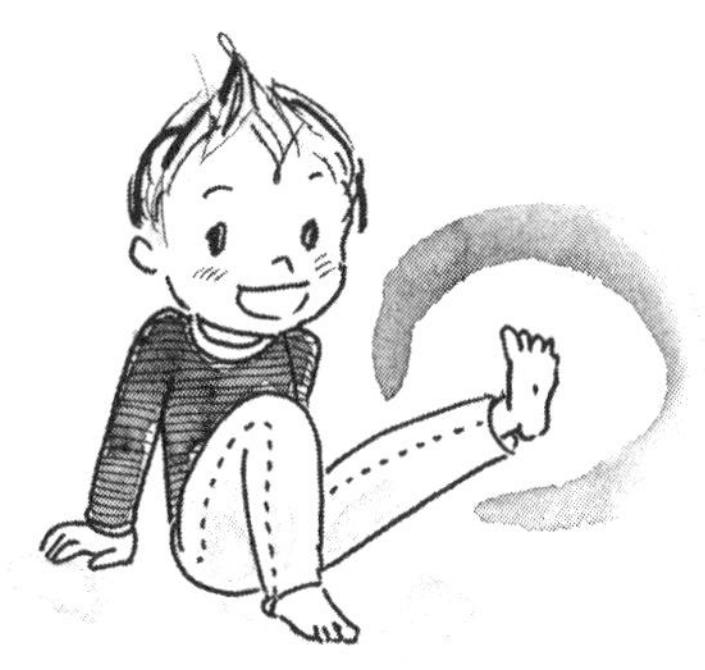

皮膚の構造は、角層・表皮・真皮・皮下脂肪組織という部分で成り立っています。表皮は絶えず分裂をくり返し、新しい表皮とそして角質（角層）を作り出しています。爪は皮膚の付属器と呼ばれ、爪母（そうぼ）という部分の表皮細胞から生まれる硬い角質です。よく爪を骨の一部だと思っている人がいますが、爪は皮膚の一部であり、ケラチンというタンパク質からできています。その爪の役割や正しい爪の切り方、さまざまなトラブルについて解説していきます。

1 爪とは

爪は前に述べたように皮膚の角質の一部ですが、ご存知の通り皮膚の他の部位に比べると硬い構造をしています。ですが骨ほど硬くはなく、力をかけると曲がっていた爪が真っすぐになる程度の柔軟性があります。爪は爪母（そうぼ）という部分から発生し、爪床（そうしょう）という爪の床の部分にそって真っすぐと前に伸びてきます［図17］。

また、爪は爪床から水分の補給を受けているので、軽度の柔軟性を持っているとも言われます。色は、正常ではピンク色をしています［写真68］。正常な爪は透明なので、爪床の皮膚の毛細血管の色を反映しているためピンク色に見えます。爪が伸びて爪床から離れる遊離端になると少し乾燥し、白っぽく見えます。

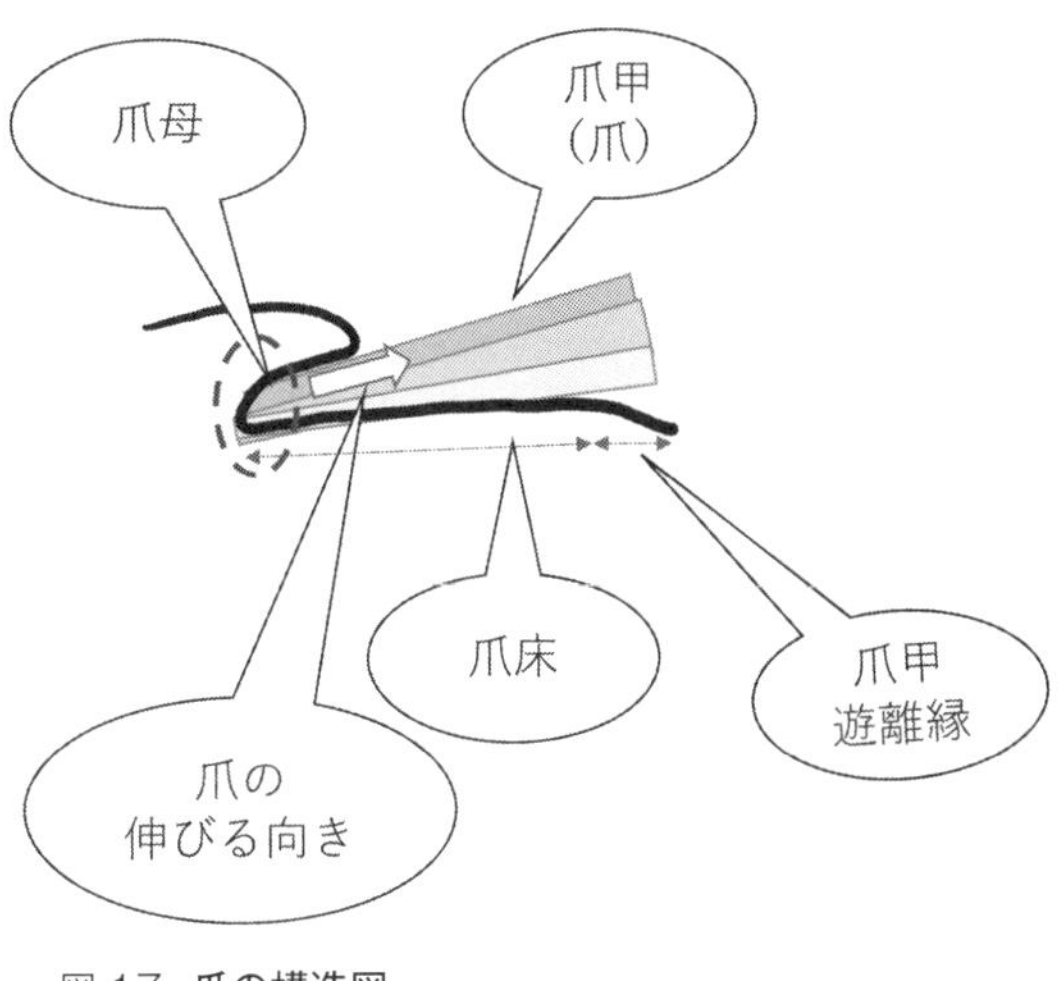

図17　爪の構造図

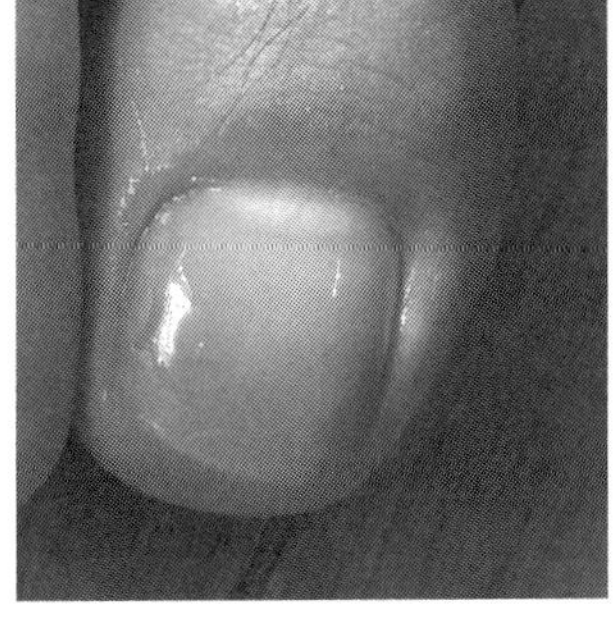

写真68　健康な爪。爪床とくっついている部分はピンク色を呈し、爪床から離れるとやや白みを帯びます。

爪は髪の毛のように常に伸びています。足の親指の爪で一日で０・０５ミリメートル、小指の爪で０・０２６ミリメートル伸びると言われています。爪の伸びは20歳頃がピークで、その後は年齢が上がるほど伸びが小さくなりますが、爪母が存在している限り、人が生きている間は、爪は伸び続けるのです。

爪には、①指先を保護する、②指先の知覚を敏感にする、③指先の力を増加させる、④指先の力のバランスをとるなどの大切な役割があります。そのため、特に体重を支えている足の親指の爪に痛みを起こすトラブルや変形があると、下肢機能が弱ることが知られています。

2 爪の切り方

足の爪は、その役割を果たすために、指を覆うだけの長さが必要です。爪が短いと足の指先まで効率よく力を伝えることができません。この理由についてですが、爪の下には指の末節骨という骨があり、指で踏み込んだ時に力が伝わっていきます。ところが末節骨は、指の先端まではないため、先端の部分の力は爪があることでカバーされています。手の指で、深爪をした時に物をつかみにくくなるのを実感することがありますが、これもそのためです。

また、爪の形は、角を切りこまず四角（スクエアカット）［図

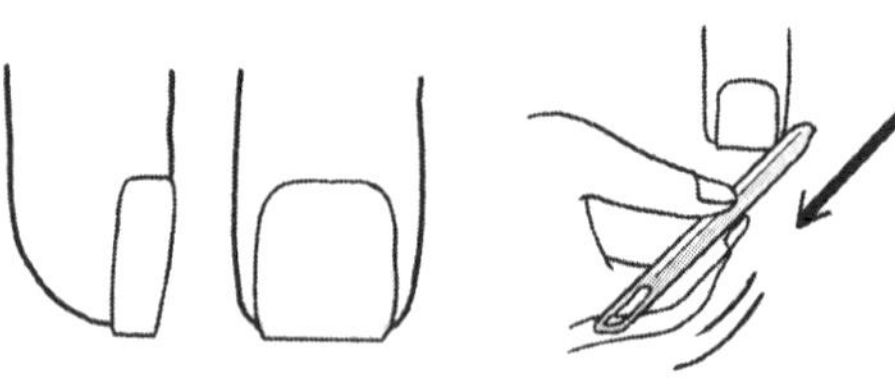

図 18　正しい爪の切り方。指の長さと同じくらいの長さでスクエアに整えます。爪の角にはヤスリを外から内側に向ってかけます。

18」の方が巻き爪や陥入爪（爪が食い込んで炎症を起こす状態）になるリスクがありません。指の長さに合わせてスクエアカットを実践してください。角がひっかかる、靴下に穴が開くなどが気になる人は、爪の角にヤスリをかけると良いでしょう。

3 爪のトラブル

大切な爪ですが、足はからだの一番下の部分にあって目が届きにくく、また地面に接する唯一の部位であるために、大きな外力にさらされます。さらに非常に小さいパーツでありながら、重い体重を支える部位でもあるため、使い方を間違うと、さまざまな問題が起きてきます。

（1）巻き爪

爪は、そもそも末節骨の部分にアーチを描くように乗っているため、軽くわん曲しています。力がかかると、そのわん曲が真っすぐになり力を発揮するのです。まだよちよち歩きの幼い頃、爪が反ってしまう状態になることがあります。重心が不安定な幼児は足の指で一生懸命に踏ん張ってバランスをとるので、まだまだ未発達なやわらかい爪に過度な力がかかり、真っすぐを通り越して反ってしまうことがあるのです。

一方、巻き爪は、爪が過度にわん曲した状態を指します〔写真69〕。どの程度わん曲すると異常とするかについては、いろいろな計測方法がありますが、一つの簡単な方法を紹介します。

爪を前から見た時の爪の幅と高さを定規で測定し、「高さ／幅径×１００」とした時に30％以上あると巻き爪と定義します〔図19〕。巻き爪は病気ではありませんが、巻き込んだ爪で痛むことが

写真69　**さまざまな巻き爪変形**
A 小学生に生じた巻き爪。踏み込みが弱いために生じたと考えられます。
B ホチキス型の巻き爪。靴の脇から押されて生じたと考えられます。
C わん曲が強い巻き爪。爪の厚みもあります。踏み込みが弱いためと思われますが、靴にも両脇を押されている可能性が考えられます。

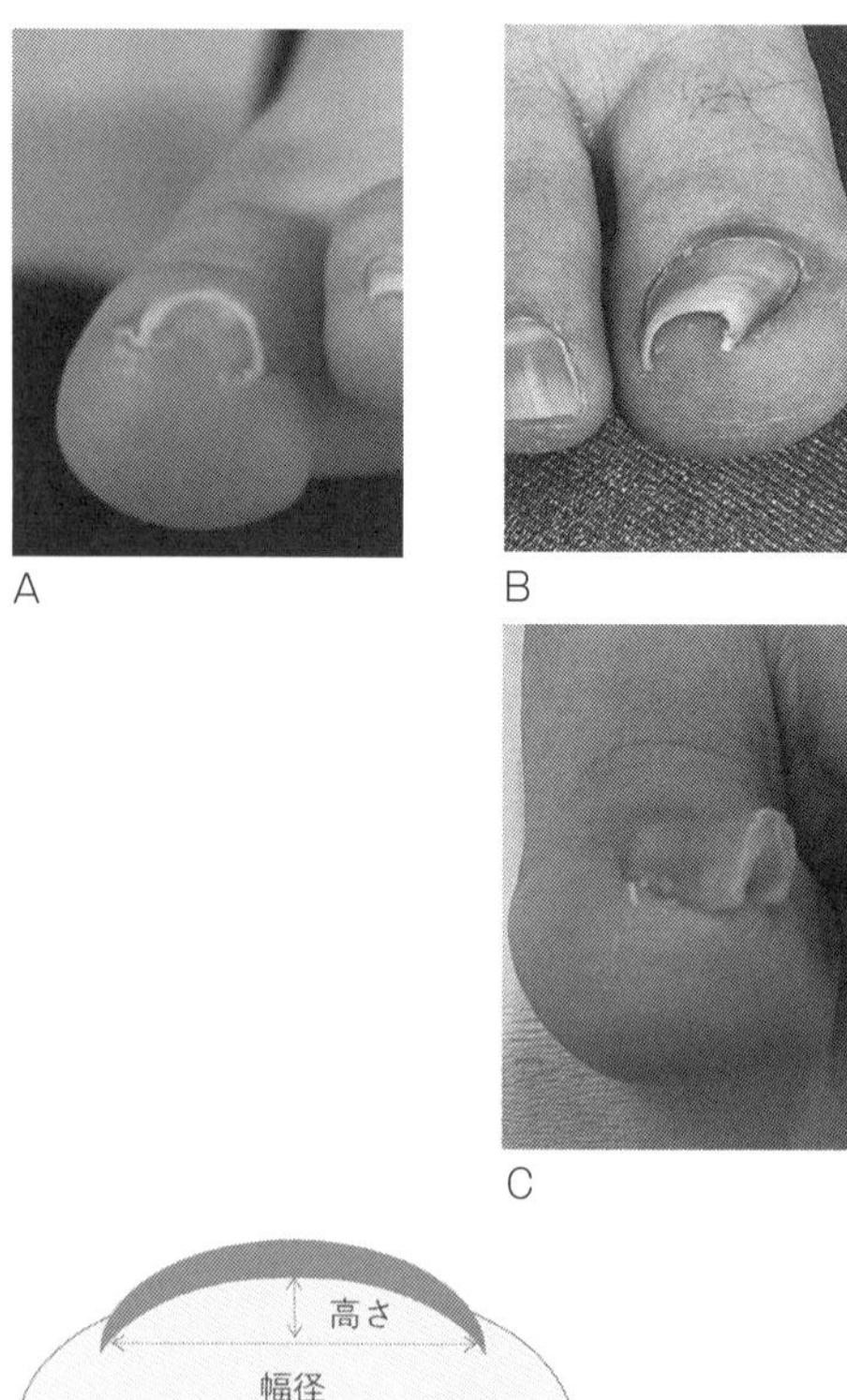

図18　わん曲指数（%）＝高さ／幅径×100。数値が大きいほど、わん曲が強い。30%以下が正常とされています。

あります。特に親指が巻き爪になることが多いのですが、原因は左記のようなことが言われています。

① しっかりと指に力をのせて歩かない。

爪は少しわん曲した状態で、力をかけると真っすぐになるので、力がかからないとわん曲する力のほうが勝ってしまうと考えられています。靴を履かない高齢者に巻き爪が多く見られることも、この説を裏付けています。また、そもそも爪を支えているじん帯が弱いのではないか、という説もあります

② 靴に押される。

現代では足の横アーチが落ち、指が横に広がってしまう開張足(かいちょうそく)が、若年者から増えていると言われています。便利な世の中になって、そもそもあまり歩かない人が多くなり、さらに道路もきれいに整備されたため、特に指を使わない状態が増えています。

また、先の細いヒール靴ばかりではなく、足の幅と合わない広すぎる靴やひも靴をきちんと結ばない習慣も、実は横アーチに負担をかけ、開張足になります。

開張足になると、指が上手に使えなくなります。靴が緩い場合には、前に述べたような爪に力がかからない状態になり、巻き爪になります。

また、靴の先端の細い靴を履く場合には、靴の先端の形に押されることがあり、爪は靴から強く押され、巻き爪になるのです。指先が自由に動かない靴は「ギプスに足を入れて固定しているようなもの」と説明すると、納得がいくようです。

③親指の内側を使って踏み込むくせがある。

歩き方には、人それぞれのさまざまなくせがあります。歩く時にはかかとの外側から踏み込み、小指側、親指側、そして指先へと抜けていくローリング歩行が理想的ですが、かかとの内側で踏み込んで、そのまま親指の内側に倒れこんでしまう場合や、かかとの外側から着いている場合でも、足首がぐっと内側に倒れこみ、踏み込んでしまう場合がしばしばあります。

外反母趾などを合併している人に多く見られます。この場合、親指の内側に強い負担がかかって、爪の角が内側に曲がってしまうことがあります。

巻き爪は病気ではなく、爪が巻いている状態をさします。必ずしも治療する必要はありませんが、痛みがある場合には、矯正や治療をする対象になります。現在はワイヤーやプレート、クリップを使った矯正法などがありますが、どれも保険適応にはなっていません。痛い爪の端の部分を切ってその部分が生えなくする手術は保険適用ですが、手術は元には戻らない変形をもたらし、続発するさまざまな問題を起こすことがあるため、最終手段と考えてください。

巻き爪になるさまざまな原因をあげましたが、その理由の多くは、不十分な荷重や間違った靴の選び方、不適切な歩き方や運動習慣にあります。自分に合ったサイズや形の靴を選び、しっかり指を使って歩くことこそ大切です。内側に倒れこむくせのある外反母趾を合併している人には、アーチをサポートする中敷き（インソール）が有効です。

（２）爪下血腫（そうかけっしゅ）

爪に強い力がかかると内出血することがあります。他の部位と違って爪に内出血するとその出血は爪の下に貯留します。足を踏まれたとか重いものが落ちてきた時などにもなりますが、スポーツ、山登りをした時、長時間歩いたり走ったりした時などによく起こります。後者の場合、足の指が靴にぶつかって生じることが多いのです。何度もくり返す場合は、靴の選択を間違えているか履き方が不適切と考えた方がいいでしょう。

出血は主に爪床で起こります。部分的なこともありますが、爪全体に及ぶこともあります［写真70］。大量の出血が起こった場合には、爪に穴を開けて、出血を取り除くこともありますが、多くの場合自然に吸収されるのを待ちます。

部分的な出血の場合は、出血の位置が爪の成長に伴って、先の方へ移動して完全に消えます。全体に出血した場合には、爪甲は爪床からはく離した状態になり、新しい爪が下から生えてきた時に自然に脱落します。

くり返すうちにグリーンネイル（緑膿菌という雑菌がつくこと）や爪が厚くなるなど変形してくることもしばしばあり、注意が必要です。

また、出血とメラニンの茶や黒の色は見分けがつきにくく、メラニン色素の着色であるほくろや悪性の癌（メラノーマ）と区別がつかないことがまれにありますので、消えない爪の黒い色は、必ず医師に診察してもらいましょう。

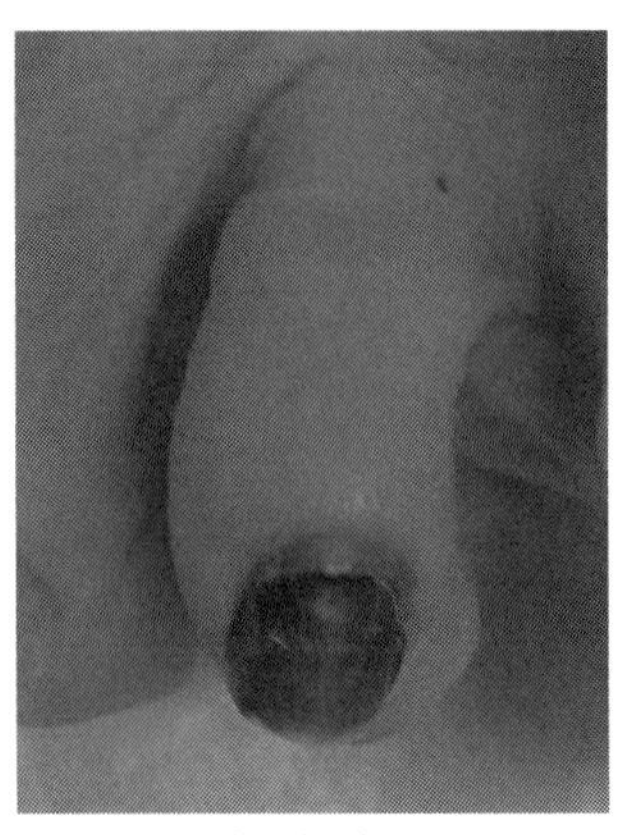

写真70　**爪下血腫**
爪の下に出血がたまると爪全体が黒く見えます。新しい爪が下から生えてくると、爪下血腫で爪床からはく離した爪は新しい爪の上にのって伸びてきて、自然に脱落します。

(3) 深爪

正しい爪切りは、指の長さに合わせたスクエアカットであると説明しましたが、実は深爪を習慣としている場合や深爪の方が正しいと思っている場合も少なくありません。残念ながら、学校教育では、手の爪は短く切るように教えられていますが、足の爪の切り方を教えていませんので、仕方がないかもしれません。深爪は短く全体を切ってしまう、角を斜めに切り落としてしまうという二つのパターンがあります。短く切ってしまうパターンの場合には、上から押す力がなくなってしまうため、下からの力を受け止めることができず、末節骨や皮膚が上に隆起して爪の前に立ちはだかるようになります［写真71］。

図20

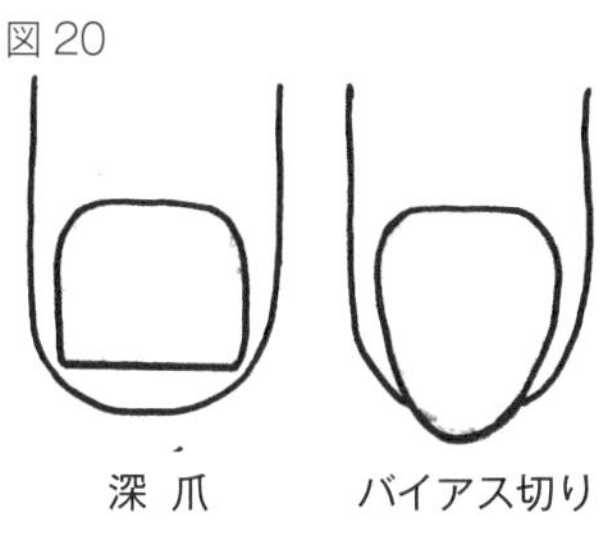

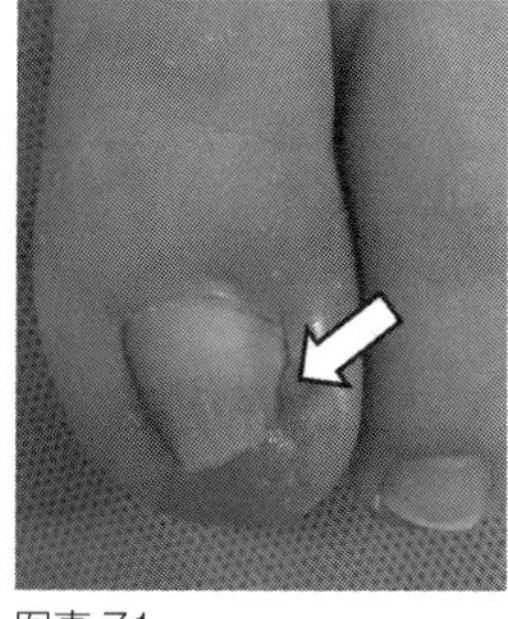

写真71

深爪は図18の正しい切り方に比べてみて、短く爪を切ってしまった状態、斜めに爪を切りこんでしまった状態のことを言います。この状態から写真71の陥入爪（かんにゅうそう）を引き起こすことがあります。切り込んだ爪の角が刺さって（⇒）炎症を起こしています。また図20のバイアス切りは巻き爪を引き起こします。

斜めに切りこんでしまう場合には、「バイアス切り」といって、布をバイアス切りした時のように切った辺縁が内側にくるくると巻いてしまいます。これは爪が3層の線維構造からなっているためと考えられています。

また、爪の脇（側爪）に爪がないことで周囲の皮膚が爪に覆いかぶさるように厚くなって、爪が下から伸びてきた時に、爪を内側に押してしまう理由にもなっています。

深爪を改善させるには、テーピングが良いでしょう。短い場合は、先端を下に引っ張ります。側爪を切りこんでしまった場合には、横からテープで引っ張ります。どちらにしても、まずは正しい爪の形を本人が守ろうとすることが大切です。

（4）爪白癬（つめはくせん）

いわゆる水虫のことを白癬と言います。爪白癬は、爪に水虫の菌が感染した状態のことです。爪白癬は足白癬から発展します。爪の先から白癬に罹患すると、爪の下の角質が増殖し、爪甲はく離の状態になります［写真72］。

診断のためには、顕微鏡検査で白癬菌を検出する必要があります。爪白癬に似ていても違う理由で爪が厚くなったり、混濁したりする疾患がありますから、皮膚科で検査してもらうことが重要です。

治療薬には外用薬［表3］と内服薬［表4］があります。爪が生え変わるには、およそ1年間かかりますから、治療にもそのくらいの長い期間が必要と考え、根気強く治療することが大切です。また治療する時には、足白癬に対してもしっかりと外用して治療をすることも重要です。

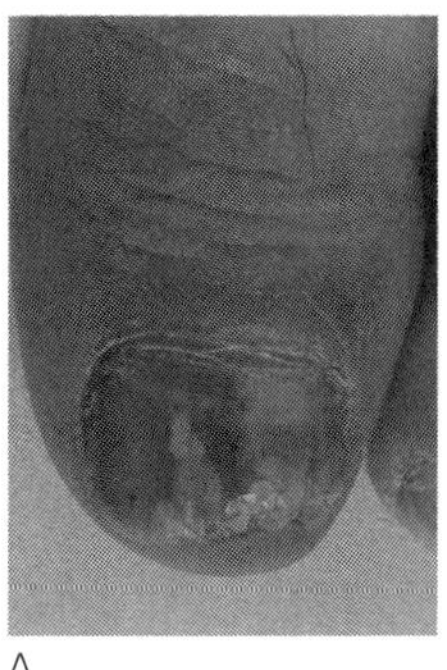
A

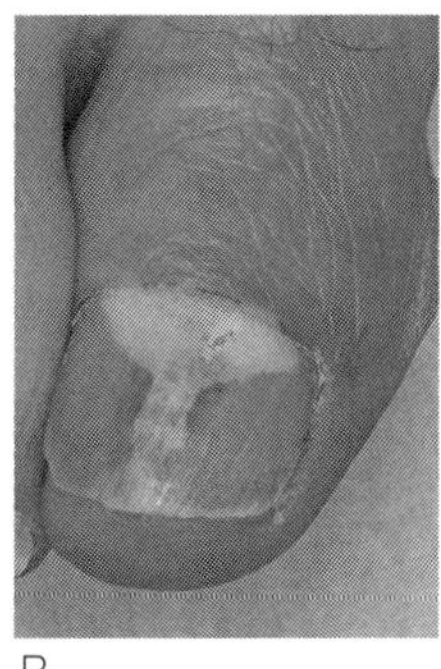
B

写真72　**爪白癬**
爪の下の角質が不規則に厚くなって、白色を呈しています。Aは爪の先端から、Bは爪の根元から白癬が感染しています。爪が厚くなって白濁します。

表３　爪白癬用外用薬の比較

	クレナフィン®	**ルコナック®**
有効性成分	エフィコナゾール	ルリコナゾール
作用機序	ケラチン親和性が低く、角層を透過して爪床側の菌に作用。	爪甲角質の透過性がよく爪甲内の菌に作用。
特徴	刷毛型ボトルで塗りやすい。	効果がすでに認められている。 有効成分の濃度が、クリームの５倍ある。
薬価	１g　1592.3円	１g　932.3円

表４　爪白癬内服薬の比較（価格は先発品について記載）

	ラミシール®	**イトリゾール®**	**ネイリン®**
有効成分	テルビナフィン	イトラコナゾール	ホスラブコナゾール
ジェネリック	あり	あり	なし
用法用量・内服期間	125mg／日×６か月 1g　1592.3円	400mg×7日間＋ ３週間休薬×3回 1g　932.3円	100mg／日×12週間
薬価	1T(125mg)167.7円 167.7円	1C(100mg) 315.60円	1C(100mg) 804.6円
注意事項等	定期的な肝機能検査が必要。 (4, 8, 20週目など)	ビモジドなど13剤の併用禁忌薬。 肝機能検査は行うことが望ましい。	ワーファリン内服中の患者には併用注意。 肝機能検査は行うことが望ましい。

第7章

足のケガと故障

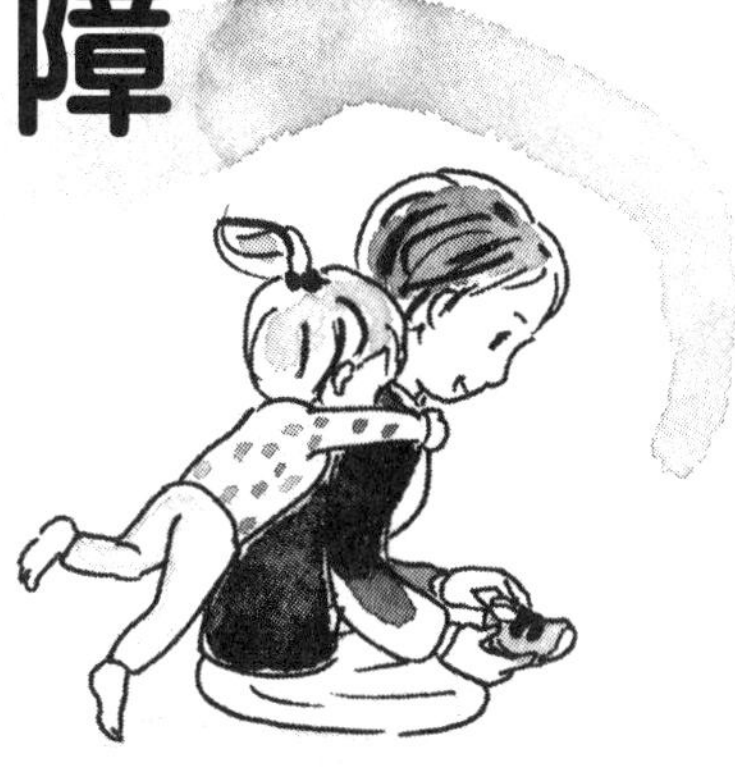

足には、片方で26個の骨（足根骨7個、中足骨5個、指骨14個）があり、多くの関節を有しています。また、足のさまざまな動きができるように、多くの筋肉、腱、じん帯や血管・リンパ管もたくさんあります。

そして、手の甲と同じように、たくさん骨の走っている様子を皮膚の上からしっかり観察することができます。

したがって、子どもでも足のケガ・故障が起きた時には、両方の足をよく観察すると、腫れ、発赤（はっせき）、変形などにより、どこのどんなケガ、故障なのかを知ることができます。「どこが痛いのか」「いつから痛いのか」などの症状を尋ねることにより、およそどのようなケガ・故障なのかを把握することができるのです。

［図21］には、よく見られる主な子どもの足のケガ、故障で、圧痛（押されると痛い）点がどこかを示します。

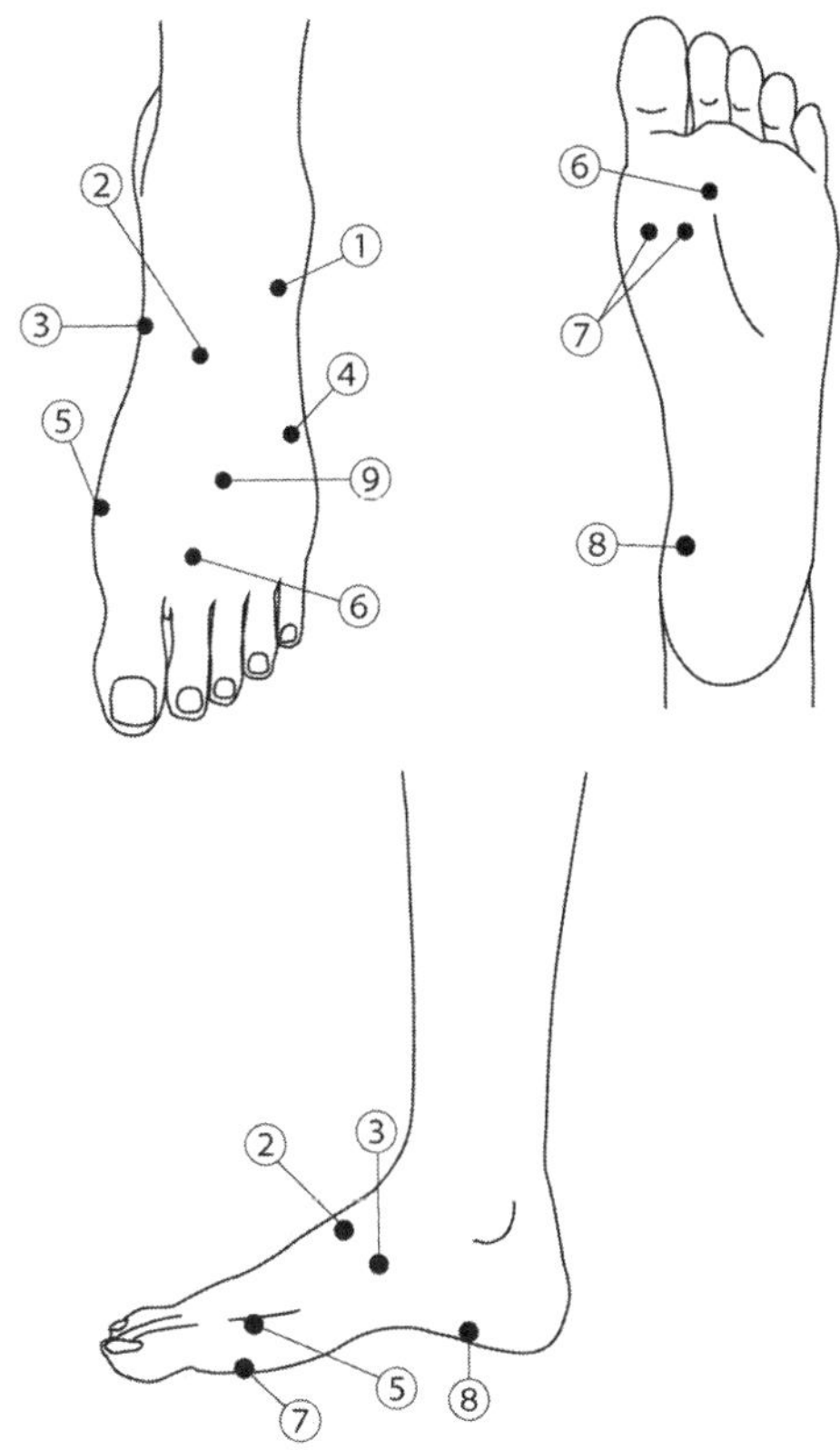

図21 主な足のケガ・故障の圧痛（押さえると痛い）部位
（宮本拓馬、田中康仁：整形外科、70（7）：795–800、2019を参考に作成）
①前距腓靭帯損傷
②第１ケーラー病
③外脛骨障害
④第５中足骨基部骨折
⑤外反母趾
⑥フライバーグ病（第２ケーラー病）
⑦母趾種子骨障害
⑧足底腱膜炎
⑨中足骨疲労骨折

1 いわゆる「成長痛」

「成長痛」という名は、正式な医学用語、診断名ではありません。成長中の子ども（男の子に多い）にしばしば多く見られる足の痛みで、夕方から夜間にかけて「足が痛い」と訴えるのですが、朝起きた時はケロッとしている。しばらく様子を見ていると、昼間は活発に動いているのに、夜間時々同じような訴えをする。足の痛みの他に、膝・太もも・すねなどが痛いということもあります。

昼間の活動の様子を詳しく尋ねてみると、たくさん走り回った、遠足に行った、運動会の練習をした、いつもと違う広い公園で遊んだ、新しい靴で出かけた、体育の授業内容が変わって多く動いた、親とショッピングに出かけたくさん歩いた、などのエピソードがあり、普段より足を多く動かしたり、いつもと違う状況で足を動かしたことが痛みの背景になっていることが多いのです。

つまり、足を使った活動量が多いために起こる「足の疲れ痛み」ととらえられます。また、幼い子どもの場合では、小学生高学年・中学生と同じようには走る動作を十分に習得していないために、足を地面に叩きつけるように走ることが多く、結果、「足の疲れ痛み」が生ずることがあります。

いずれの場合も、足の骨や軟骨に異常が起きた病気ではないので、通常、病院か診療所で診察やレントゲン検査を受けても別に異常はなく、経過を見ていれば治る例がほとんどです。基本的には心配のない「足の疲れ痛み」ですから、親子のスキンシップを大切にして、しっかり抱きかかえて話をするか、痛む足周辺をさすってあげるとかして、子どもを安心させてください。

ただし、足の痛みがだんだん強くなったり、広がったり、歩き方がおかしくなったり、腫れや発赤、熱感を伴うような場合には、本当に足の病気である可能性が高いので、早めに整形外科医の診療を受けてください。

2 足の骨折 ―子どもの骨折は大人と違う―

前にも述べましたように、片足には26個の骨があり、両足で52個もの骨があります。大人の全身の骨が２０６個ですから、からだ全体の骨の約４分の１もの骨が両足にあるわけです。

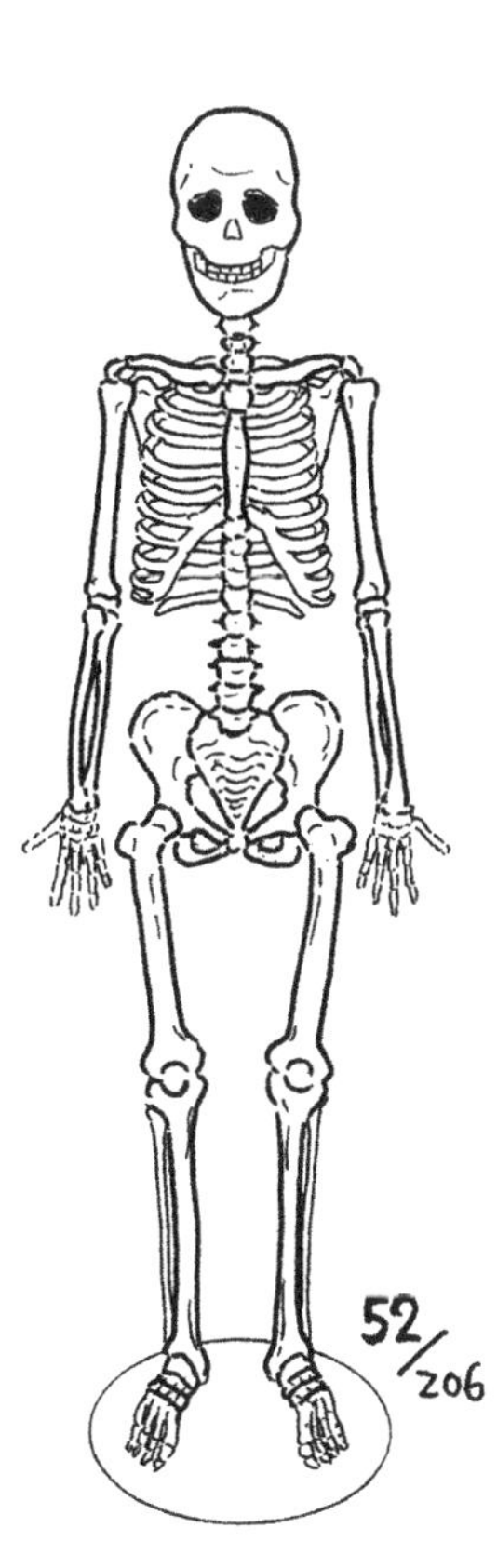

それだけ、人が生活し、活動するために、複雑で大切な役割を足が持っていることを示していると思います。

一方、子どもの骨は、大人の骨と違って、単に小さいだけでなく、軟骨が多く、成長中のため、まだしっかりくっついていない部分が多いのです。骨膜が大人より厚いために、多少の骨折のズレがあっても、自分の力で治してしまう力（自家矯正力）が強いのが、子どもの骨の大きな特徴です。子どもの各骨には、全ての元となる軟骨の多い部分があり、スポーツなどでそこを痛めると、出っぱったりして変形を起こしたり、長く伸びたり、太くなるはずだった骨が、しっかり成長しなくなってしまう障害をきたすことがあります。

骨折というと、骨が「ボキッ」と折れる印象がありますが、子どもの骨折は大人と少し違う性質があります。前にも述べたように、成長途中である子どもの骨は、軟骨が多く、大人と違って軟らかいことが特徴です。木の枝を想像してみてください。しっかり成長した木の枝は折り曲げると「ポキッ」と折れますが、新芽を付けた若木はどうでしょうか。若木を折ろうと思っても「グニュッ」と曲がるだけで、ポッキリとは折れません。子どもの骨は若木の如くやわらかいため、ポッキリと折れずにグニュッと曲がるような骨折の仕方をすることがよくあります。これをその名の通り、「若木骨折」と言います。

また、最近では子どもが昔と違って弱くなったためか、ちょっとよろけただけで骨折、高い所から飛び降りただけで骨折など、かつてでは考えられなかったような軽微な外力で骨折する子どもが増えています。そのような場合、あまり腫れないこともあるし、左右の足のレントゲン写真を撮っても、骨折がはっきり写らない場合もあるので、注意が必要です。

レントゲン写真では異常がなく「骨折」とは判断できない場合でも、足の痛みのある部位を押さえると、強く痛がる、歩くと痛がるなどの症状がある時には、軟骨の多い子どもの骨に傷（キズ）ができている可能性が高いので、足の痛みがある間は、動き回ることは控えて、足を休ませてください。

子どもの骨は、自分で治す力が大人以上に強いので、骨が自然に治り、押さえても痛くなく、歩いても痛くなければ、子どもは自分で活発に動くようになるものです。

しかし、子どもは大人と違って、今の状態をうまく言葉で表現することができないため、骨折があっても、必ずしも痛がるとは限りません。足の痛みを訴えた時には大人が常に「何かある」と考え、注意深く観察することが必要です。

特に若木骨折では、痛がっていないけれど、いつも通り手を使おうとしない、いつも通り歩こうとしない、いつもと違って寝入りで妙にぐずるとか、痛いという表現がなく、全然腫れてもいないのに「なぜだか、いつもと違う」という場合がよくみられます。

そのため、ケガをしてからいつもと違うそぶりがある場合は、そのまま放置せず、常に「何かある」と考え、注意深く観察し、気にかかる、ひっかかると感じた場合には、必ず整形外科医を受診しましょう。

時々、子どもがケガをすると、整骨院に行く人がいますが、整骨院では応急処置をすることはできても、正確なレントゲン検査による骨折などの診断はできませんので、必ず整形外科医を受診してください。

3 前足部のケガ・故障

(1) 若年性外反母趾

足をそろえた時に接点となる親指のつけ根あたりを頂点にして「く」の字状に曲がり、突き出た部分が靴に当たって痛む変形が若年性外反母趾です。もともとは、大人の女性に多い足の変形です。しかし、現代では子どもでも、足に合わない靴を無理やり履き続けていること、足指をしっかり使わない「ベタ足歩き」を続けていることなどの要因が重なって発症することがあります。

足の形とサイズに合った靴の選択と足指をしっかり使って歩く習慣をつける、そして、鼻緒タイプの履き物を使って、足の特に親指を鍛えることが大切です。

（2）母趾種子骨障害

親指のつけ根にある関節の足の裏側部分には、２本に分かれた腱が付く種子骨があります。その骨が痛む故障です。スポーツをやりすぎたり、底の薄い硬い靴で長く歩いたり、活発に動き回ったりすることなどで発症すると考えられます。まずは、痛みの原因となる靴の見直し、運動の制限などで対処するとともに、整形外科医の診察を受けましょう。

（3）フライバーグ病（第2ケーラー病）

子どもにしばしば見られる骨端症（こったんしょう）の一つです。

骨端症は、成長期に見られる骨の障害で、骨端線（こったんせん）という骨の端にある成長軟骨の帯状の部分（骨を旺盛に作っている）に変化が起こって、痛みを生じる病気の総称です。

この骨端線は、骨が成長している過程にあるために、周囲の骨より力学的に弱く、力のかかり方によっては骨端線がこわれてしまいます。骨折のように、一度の大きな外力で骨端線がこわれて骨折を起こす（そのため子どもの骨折は骨端線部分に多い）こともありますが、弱めの外力でもくり返し加わることで、ついには骨端線に異常が起こることがあり、これを骨端症と言います。

中でも、フライバーグ病（第2ケーラー病）は、10歳前後の子どもに起こることが多い病気で、中足骨の頭の部分がつぶれてしまうもので、第2趾の中足骨に多く発症します。歩行時やつま先立ちした時の足の前部の痛みを訴えます。骨の変形が残ったまま成長が終了してしまうことがあり、将来的に痛みを残す場合もありますので、疑いを感じた時は、整形外科医の診断・治療を受けることが必要です。

4 中足部のケガ・故障

(1) 中足骨疲労骨折

通常では骨折が生じないような弱い外力が、足の骨の同じ部位にくり返し加わることで、骨が耐えられなくなり、ついには骨折をきたす状態のことを疲労骨折と言います。針金をペンチで切る形が、普通の骨折、何度も折り曲げているとついには「ポキッ」と折れる状態が疲労骨折とたとえられます。

歩く、走る、跳ぶなどの動作を短期間で集中的に行うような無理な運動・スポーツで疲労骨折を起こす例が大半です。靴底の硬い靴、足に合わない靴、思春期の女子では、栄養のアンバランスやホルモンの影響なども関係します。

足の疲労骨折の代表が、中足骨の疲労骨折で、特に第2中足骨、第3中足骨に多く発生します。短期間に歩き過ぎ、走り過ぎの他、子どもに人気のサッカーやバスケットボールなどのスポーツを急にたくさん集中的にやり過ぎて、足の中央部あたりを痛がるような場合には要注意です。

特に治療は難しくなく、原因となった運動・スポーツを中止して、足を休ませていれば、きれいに治りますが、同じようなやり方で運動・スポーツを行うことは避けることが大切です。

(2) 有痛性外脛骨（ゆうつうせいがいけいこつ）

足はいくつかの小さな骨が組み合わさって構成されています。「舟状骨」と呼ばれる骨が、土踏まずあたりにありますが、ここには足の動きで特に重要な役割を担う後脛骨筋腱と呼ばれる筋肉の腱が付着しています。この舟状骨付近に「外脛骨」と呼ばれる過剰な骨を認めることがあります。

外脛骨自体は特に異常ではありませんが、脚の運動に重要な腱が付着しているため、過度の運動によって外脛骨にストレスが集中して、痛みが生じることがあります。

また、外脛骨が存在することで足の内側が張り出し、凸状の形になることで、外的な刺激を受けやすくなります。そのため足をぶつけるなどをきっかけとして、外脛骨が痛むことがありますし、大きく出っ張っている場合は、靴に当たって痛むことがあります。

有痛性外脛骨の症状は、子どもの骨から大人の骨に成長・発達する思春期頃に発生することが多いと言われていますが、成人になるまで無症状のこともあります。また外脛骨を有するすべての人が、痛みなどの症状をきたすわけではありません。特に、扁平足の人は、凸状となった外脛骨がより突出するため症状が出やすいようです。

治療は痛みの軽減を目的として行われます。有痛性外脛骨は足を使い動かすことで局所症状が増悪するため、安静を保つことが大切です。患部の負荷を軽減し安静を保つために、足底挿板や靴の中敷きを使用して足のアーチを保持して安静を保ちます。サイズの合った靴を選択することも重要です。炎症症状が強い場合には、痛み止めの内服薬や外用薬が使用されたり、リハビリが行われることもあります。基本的には保存的治療が選択されますが、症状が改善しない場合には、外脛骨の摘出をはじめとした手術療法が行われる場合もあります。

（3）第1ケーラー病

第1ケーラー病は5～6歳ごろに舟状骨に発生することが多い骨端症です。歩いたり運動した際の足の内側の痛みが主な症状で、レントゲン検査により診断されます。たいていの場合、経過は良好で、過度の運動を避けるようにすることで成長の終了とともに問題なく治癒します。

（4）第5中足骨基部骨折

足を捻った後に、第５中足骨の根元あたりを痛がる時は、中足骨基部骨折の可能性が高いです。子どもの場合には、幅広のテーピングをするなどして、あまり中足部が動かないようにし、足底全体で地面につく「ベタ足歩き」をするなどして、ストレスをかけないようにしていれば、ほとんどの場合、問題なく治ります。

5 後足部のケガ・故障

（1）前距腓じん帯損傷（ぜんきょひじんたいそんしょう）

足首を捻った時、足首の外側が腫れて痛み、外側のくるぶしの前方の足の部位を押さえると痛む時は、ほぼ間違いなく前距腓じん帯損傷です。足首の外側にある距骨と腓骨をつなぐじん帯（前方と後方の２つある）の前方にある方を痛めるケガで、足首ねんざのケガでもっとも多いものです。後で述べるＲＩＣＥの４原則（あ・れ・やっ・た）が基本的な処置法です。

その上で、整形外科医を受診し、じん帯や骨に異常がないかを確認してもらってください。レントゲン検査で骨に異常がない場合でも、エコー（超音波）検査で、じん帯の一部が切れていることや骨の一部がはがれていることが発見されることがありますので、エコー（超音波）検査が行える整形外科を受診することがおすすめです。

特に、足首をひねって外側を痛がり、そこが腫れている場合には、まず前距腓じん帯の一部もしくはほとんどが断裂している可能性が高いので、それに見合う応急処置・治療が必要です。冷湿布をして安静にしていれば治るものではなく、将来に悪影響を残すこともあるので、要注意です。

（2）足底筋膜炎（そくていきんまくえん）

足底筋膜炎とは、足の指のつけ根からかかとまで、足の裏に膜のように張っている腱組織である足底筋膜に炎症が起きて痛みをきたす故障です。多くはかかとの骨の前あたりに痛みが起こります。主に大人に発症することが多いのですが、最近では子どもにも多くみられます。

典型的な症状は、安静状態からの動作開始時や朝起きて最初に足を床に踏み込む時に、かかとや土踏まず部分に刺すような激しい痛みが出るのが特徴的で、痛みがひどい場合は、足を地面につけることもできないほど痛むこともあります。また、かかとの部位を指で押すと、強い痛みが生じることもあります。痛みは、主にかかとの内側に発生する場合がほとんどです。じっとしている時は痛みがないが動き始めると痛みが発生し、一定時間動けば痛みが減少することが多いのです。長い時間立ったり歩いたりすると、再び痛みが強くなってくることもあります。

足底筋膜炎の症状が長引くと、踵骨棘（しょうこつきょく）（かかとの骨のトゲのような変形）にもつながります。

治療は、痛みを和らげるために抗炎症鎮痛剤を使用する場合もありますが、あくまで対症療法であり、漫然と続けるのは好ましくありません。最近では、体外衝撃波治療という治療法も行われるようになってきましたが、まだ一般的ではありません。

下半身、特にふくらはぎからアキレス腱・足の裏のストレッチングを行ったり、足底挿板を使用することで、多くの場合は症状が軽減します。

しっかりとしたアーチサポートが付いたスリッパを履くこと

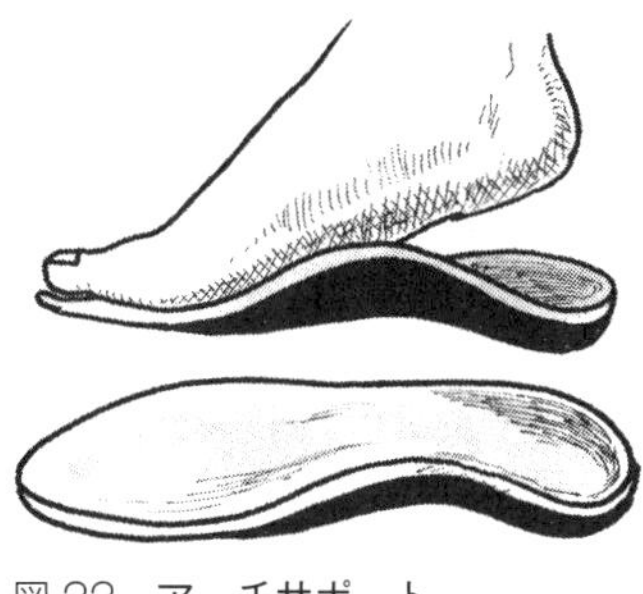

図22　アーチサポート

で、ほとんど症状が軽減します。病院通いすることもなく、長期にわたる経過も良いので、おすすめな方法です［図22］。

(3) シーバー病

踵部(しょうぶ)の骨端症は「シーバー病」と言われ、10歳前後の子どもに見られる故障です。地面への衝撃や、アキレス腱や足底筋膜による牽引力などによって、かかとの痛みを生じます。痛みがひどければ、スポーツ活動の制限や足底挿板など靴の中敷きを使用することで経過を見ますが、成長が止まる頃までに症状が消える例がほとんどです。

予後良好とされてはいますが、将来的に足底筋膜炎やアキレス腱周囲炎を起こすことが多いことから、実は予後良好ではないこともあるので、幼少期からの正しい靴選びをして予防することが非常に重要です（『足育学 外来でみるフットケア・フットヘルスウェア』全日本病院出版会出版248～249頁「シーバー病は予後良好なのか？」参照）。

(4) 足根骨癒合症（そっこんこつゆごうしょう）

本来は動きのある2個以上の足根骨間が、部分的または完全に癒合（くっついてつながること）

することにより、骨の間の正常な動きが制限されてしまい、癒合した骨の周囲の負荷が大きくなり、痛みなどの症状を認める病気で、骨の発育障害が原因である先天性疾患と考えられています。

癒合部位が成長過程でやわらかい線維や軟骨成分の組織から硬い骨組織に変化していくことで癒合部周囲の負荷が大きくなるため、成長期のスポーツ活動時に発症しやすいという特徴があります。癒合部位としては1距骨・踵骨間、2踵骨・舟状骨間、3舟状骨・第1楔状骨（けつじょうこつ）間の順で頻度が高くなります。

一方で、原因がはっきりしない場合も見受けられます。診察時に癒合部の出っぱりに触れることもありますが、痛みの訴え以外に確かな所見が見られず、骨同士が完全にくっついているわけではなく、線維のような組織で不完全につながっている状態のことが多いため、レントゲン検査上も異常がはっきり見られず、診断が遅れることも多い病気です。

治療は、スポーツ活動制限、足底挿板の使用、靴の調整、ギプスまたは装具による外固定によって癒合部への負荷を軽減するなどが行われますが、保存的治療で治らない場合は、癒合部位を切除する手術が行われます。

6「よく転ぶんです」

幼い子どもほど、からだに対して頭の重さの比率が高く、からだの重心が頭の方にあることや、運動機能がまだ未発達であることなどからよく転びます。そもそも、幼い子どもほど転びやすいということ、そして、子どもは一人歩きから成長・発達につれて、転ばないでしっかり歩くことができるようにからだの機能が発達していくものであることを、念頭に置いて目配りするように心がけて下さい。

外出時に履く靴のサイズが小さ過ぎると、靴の中で足指をうまく動かすことができずに転びやすくなります。また、すぐ足が大きくなるからと、大きめの靴を買って履かせるケースが多く見られます。想像してみてください。極端な例を挙げれば、自身の足の大きさ、適切な靴のサイズが23・0センチだったと仮定して、24・5センチの靴を履いて上手に歩けますか？　上手に走れますか？子どもに大きな靴を履かせるということは、それと同じことを子どもに強いていることになります。

大きな靴は、靴が地面に引っ掛かってしまって転びやすかったり、大き過ぎることからベルトなどで足にしっかり靴を固定することができずに、歩きにくくなって転びやすかったりする場合が多く見られます。

「よく転ぶんです」は、保護者が原因を作っていることが多いので、特に注意が必要です。

7 足のケガの応急処置

（1）すり傷（擦過創）・切り傷（切創）の応急処置

転んですり傷を作った時、皆さんはどんな応急処置をしますか？

以前は、傷に消毒液を付け、ガーゼや絆創膏を貼るなどして早く乾燥させる、というのが常識でしたが、それではかえって治りが遅くなったり、化膿しやすかったり、傷跡も残りやすいことがわかってきたため、最近はそのような方法は「非常識」になりつつあります。

まずやるべきことは、「きれいな水で洗って汚れを落とす」ことです。最初にしっかり洗って汚れを落としていないと、化膿しやすくなります。汚れが十分落ちない場合は、それが休日であっても、早いうちに最寄りの医療機関に受診することをおすすめします。汚れが付着したまま放置すると、間違いなく化膿しやすくなるからです。

そして、きれいに洗った後は、傷をなるべく乾かさないように密封するのがポイントです。ガーゼやよくある絆創膏は、傷が乾燥してしまうため、化膿しやすくなったり、ガーゼで覆った場合、傷に固着してしまい、交換時などに痛い思いをすることになりますし、せっかく治りかけた傷口を、また痛めてしまいます。すり傷の処置であれば、使用するおすすめの被覆材は「ハイドロコロイド」という成分で作られた絆創膏。代表的なものは「バンドエイド®キズパワーパッド」という商品です。

傷口からしみ出してくる液体は、基本的には問題ありません。傷を治すためのからだの反応なので、乾かさないようにしてください。ただし、それが様子を見てよい液体なのか、緊急で処置を要する液体なのかを見分けることは一般の人には難しいので、医療機関で処置を受けることをおすすめします。また、特に深く切った傷や、汚れがひどい傷は、自分で処置せずに、最寄りの医療機関を受診することをおすすめします。

（2）打ち身（打撲・挫傷）、ねんざ、肉ばなれの応急処置

①ＲＩＣＥの4原則

打撲やねんざなどのケガをすると、多くの場合、そのケガをした部位では内出血が起こり、その結果、炎症が生じ、赤くなり、熱をもって、腫れてきて、さらにジンジンと痛みが強くなってきます。そこで、内出血と炎症の発生をできるだけ早くに抑えて、この悪循環を断ち切ることが大切です。

そのためには、ＲＩＣＥ処置が有効で、その場でやるべきことの頭文字を並べて「ＲＩＣＥの４原則」と言います。内容は、Ｒ（rest＝安静）、Ｉ（icing＝冷却）、Ｃ（compression＝圧迫）、Ｅ（elevation＝挙上）です。ケガした部分を軽く圧迫し、氷などで冷やして、副木（雑誌やダンボールなど）で固定し安静を図り、ケガの部分を心臓より高く上げるという意味です。

② 「あ・れ・や・っ・た」［図23］

「ＲＩＣＥの４原則」では、覚えにくい、理解しにくいという人や、幼い子どものためには、日本語バージョンもあります。「あ・れ・や・っ・た」です。あ＝圧迫、れ＝冷却、や＝休む、た＝高くする、を覚えておけばよいでしょう。

（武藤芳照編『運動器のおはなし　大人も知らないからだの本』２００５ 学習研究社）

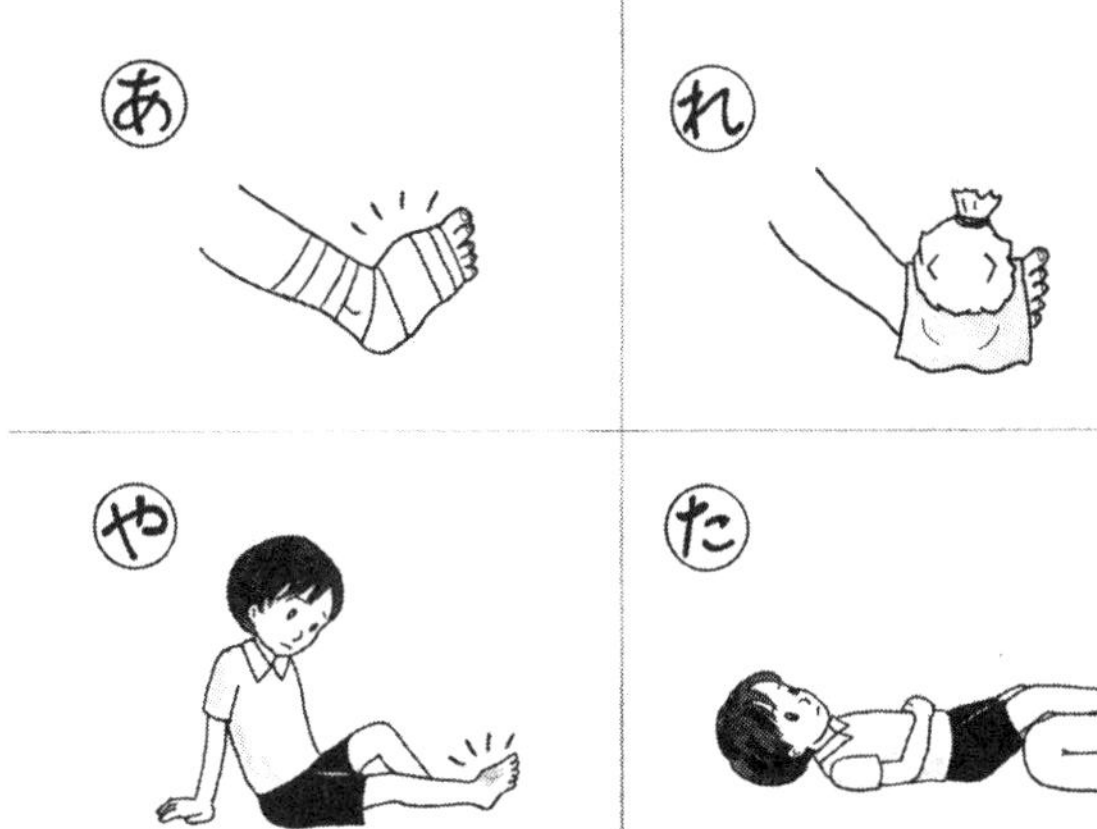

図23

はしがき

「ぢっと手を見る」は、石川啄木の歌集『一握の砂』に所収されている有名な歌「はたらけどはたらけど 猶わが生活楽にならざり ぢっと手を見る」の一節です。

日常の生活・活動・行動、そして人生を考え、思う時、「ぢっと手を見る」人は少なくないでしょう。「足が重い」「足が出る」「足が遠のく」「足を洗う」「足をすくう」など、足にまつわる慣用句は、足のことをあまり好意的に表現していないように思われます。

しかし、人間が四足歩行から長い進化の過程を経て、直立二足歩行を獲得し、手を用いることにより、現代に至るさまざまな文化を形成することができたのは、土台となる強じんでしなやかな足の存在があったからと、とらえることができます。

赤ちゃんが生まれた後、「這えば立て、立てば歩めの親心」の言葉には、親がその子どものからだの発達、とりわけ、足の成長・発達ぶりに注目し、一喜一憂する真情が込められています。

教育を「知育、徳育、体育」の三つの要素・分野で語ることがしばしばですが、今、ここに新たな概念・分野である「足育（あしいく）」が立ち上がりました。

元々は、奈良県大和郡山市に拠点を置く特定非営利活動法人 日本足育プロジェクト協会の玉島麻理さんらが主体となって始めた社会啓発活動です。「足の大切さ」、「靴選びの基本」、「運動の大切さ」を幼少期から理解し、実践し、生涯にわたって足元からの健康づくりを広げようという「地に足のついた」壮大なプロジェクトです。その根幹には、子どもたちの健全な心身の成長・発達を願い、足元から健康を見つめようという母親たちの優しく力強い愛情と志が流れています。

本書は、私が業務執行理事の一人として参画している公益財団法人 運動器の健康・日本協会（東京都文京区／理事長：丸毛啓史 東京慈恵会医科大学整形外科学教授）が毎年実施している顕彰事業・平成29（２０１７）年度「運動器の健康・日本賞」（当時は「運動器の10年・日本賞」）の奨励賞が特定非営利活動法人 日本足育プロジェクト協会に授与され、その選評を私が執筆したご縁から、本書の企画・制作が始まったものです。

「人生は縁と運……そして恩」が最近の私の座右の銘ですが、「足」が与えてくれたこの縁と運に感謝しています。

そして、本書発刊に支援・協力していただいた論創社の森下紀夫代表取締役、北村正之顧問、イラストを描いてくださった久保谷智子さんをはじめ、数多くの方々の恩に対して厚く御礼申し上げます。

一人ひとりの子どもたちが、健やかで実りある「人生百年時代」を生き生きと生きることができることを希望します。

2020（令和2）年2月

東京健康リハビリテーション総合研究所・所長
東京大学名誉教授
武藤芳照

【巻末資料】

〈1〉日本足育プロジェクト協会の概要

特定非営利活動法人　日本足育プロジェクト協会・代表、玉島麻理は２０１０（平成22）年にわが子の足の変形を知ったことがきっかけで足の大切さを知りました。

現代の子ども達に足のトラブルが多いことを知り、このままでは「子どもたちのからだが危ない！」と思い、「子どもの足を大切にするママの会」、通称足ママを発足し、「足ママ勉強会」を開始したことが活動の始まりでした。

３年間のボランティアの活動の後、子どもの足のトラブルは奈良だけの問題ではないと思いました。子育て中のママたちが、子どもの足の大切さをもっと身近に知ってもらえたら、子どもたちの足を守れるのではないかと思い、特定非営利活動法人　日本足育プロジェクト協会を２０１３（平成25）年２月に仲間と共に設立いたしました。

協会の設立の目的は「一般社会に対して足育・フットケアの普及と足育アドバイザー®の養成に関する事業を行い、足元からの健康に関連する業界の健全な発展及び子どもから高齢者の健康で快適な生活に寄与すること」です。

主な事業は次の通りです。

（1）足育アドバイザー®養成講座事業

（2）足育講座の開催

（3）足計測会の開催

（4）福島へ丸太の平均台を寄贈

（5）海外へ不要靴を寄贈

私たちは、子どもたちの足元からの健やかな成長を育んでいくことを願っています。各地域では、イベントなどで足育講座や足計測会などを開催し、足育の普及啓発を行なっています。

チャリティ足計測会を開催し、その売り上げを震災による福島第一原子力発電所事故による放射性物質汚染で外遊びが少なくなっていると言われていた保育園へ、室内でも足育ができるように丸太の平均台を寄贈しています。

世界に目を向けると、靴を買うことができずに、衛生上の問題から病気になり、命を落としてしまう子どもたちがいることを知りました。多くの方々が賛同くださり、『フィリピンへ靴を送る会』という任意団体、ケニアの子どもたちに靴を届けている『NGO法人日本リザルツ』、ミャンマーの子どもたちに未使用の文房具と靴を寄贈している『一般社団法人レッドバード』に使用済み、未使用の靴を寄贈させていただきました。

「サイズアウトしたけれど捨てるのにはもったいない」「購入したけど履かなかった」、そんな靴を足育アドバイザー®の協力を得て、今後も寄贈していきたいと考えています。

左記は案内チラシです。

使用済・未使用靴 提供のお願い

特定非営利活動法人 日本足育プロジェクト協会

お家に「サイズが合わなくなったけど、まだまだ履ける」というスニーカーはありませんか？
使用済みのまだ履ける靴、まだ使用していない靴を、世界の子ども達の足を守るために回収しています。ぜひご協力をいただけませんか。

JEFPA（Japan Education of Foot Project Association＝日本足育プロジェクト協会）では、２年前から社会貢献の一環として、フィリピンやケニアの子ども達に、サイズアウトして履けなくなった使用済みの靴を寄贈する活動に協力をしています。

世界に目を向けると、靴を買うことができずに、衛生上の問題から病気になり、命を落としてしまう子ども達がいることを知りました。「何かお役に立ちたい」と想って呼びかけを行ったところ、多くの方々がご賛同くださり、『フィリピンへ靴を送る会』という任意団体に２０１６年に６０足、２０１７年にはケニアの子ども達に靴を届けている『NGO 法人日本リザルツ』に１００足の使用済みの靴を寄贈させていただきました。
「捨てるのには勿体無い」「購入したけど履かなかった」そんな靴を、役立ててください。

【寄贈できる靴】
①布製、人工皮革素材の運動靴・スニーカー
②靴紐が切れていないこと
③ソール（靴底）が擦り切れていないこと
④穴があいたり破損していないこと
⑤洗ってあること
⑥サイズは制限なし
＊スパイク、長靴、サンダル、上履き、バレーシューズは対象外

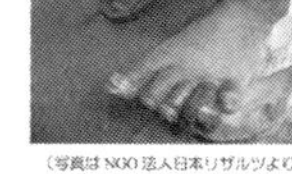
（写真は NGO 法人日本リザルツより）

今後も継続して寄贈してまいります。各地の足育アドバイザー®が回収しております。ご協力お願いいたします。
提供いただいた使用済みの靴は当協会が責任を持ってNGO 法人日本リザルツ、任意団体フィリピンへ靴を送る会に送付いたします。

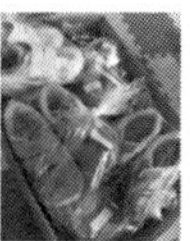

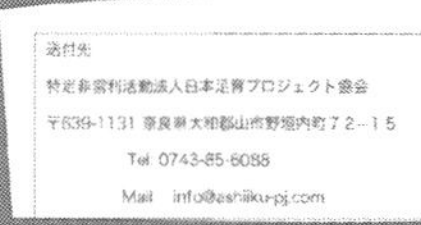

[連絡先]
特定非営利活動法人
日本足育プロジェクト協会
Japan Education of Foot Project Association
〒639-1131 奈良県大和郡山市野垣内町 72-15
TEL/FAX 0743-85-6088

〈2〉足育アドバイザー®について

現在、北海道、秋田、栃木、長野、千葉、東京、神奈川、静岡、愛知、三重、奈良、京都、滋賀、大阪、兵庫、山口、高知、福岡、佐賀、宮崎、鹿児島に足育アドバイザー®が誕生しました（2021年4月現在55名）。

足育アドバイザー®は、「足の大切さを知り、足を健康に育てることを、家庭を中心とした日常生活の習慣、特に子育てに取り入れ、実践すること」という当協会の活動規約に基づき、次の活動を行っています。

・「足の大切さ」「靴選びのポイント」「運動の大切さ」を【足育講座】を開いて伝える。
・足の計測や靴のサイズチェックなど「足計測会」を行い、足育を実践するために必要なサポートを行う。
・足と靴に関する個別相談に応じ、必要な時には、医療機関や専門家につなぐ。

【足育講座】は各地で各アドバイザーが主催したり、イベントで足の計測会を行ったり、子育て支援センターなどから依頼を受けて開催する場合もあります。協会のホームページ（https://ashiiku-pj.com）を参照ください。

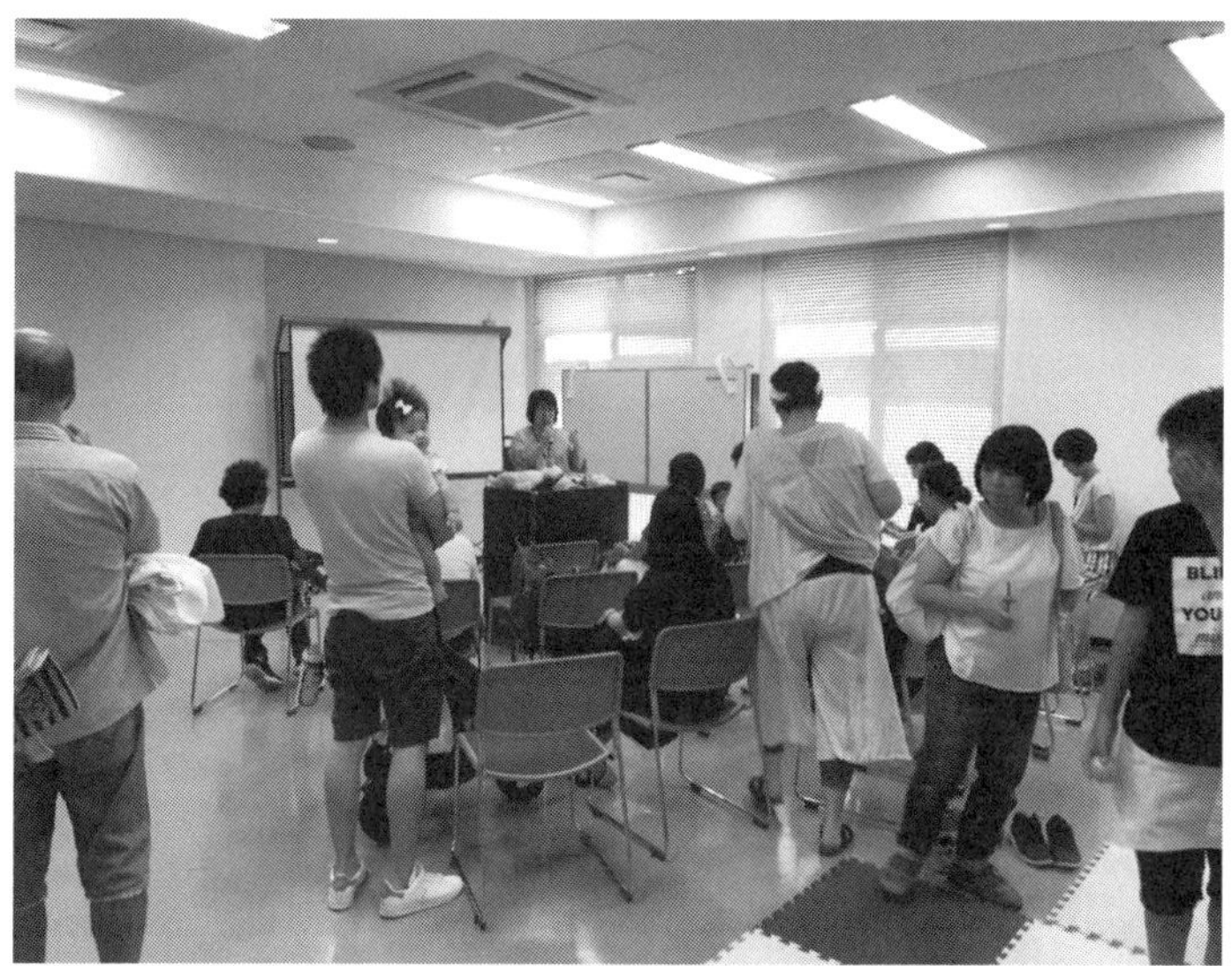

足育講座

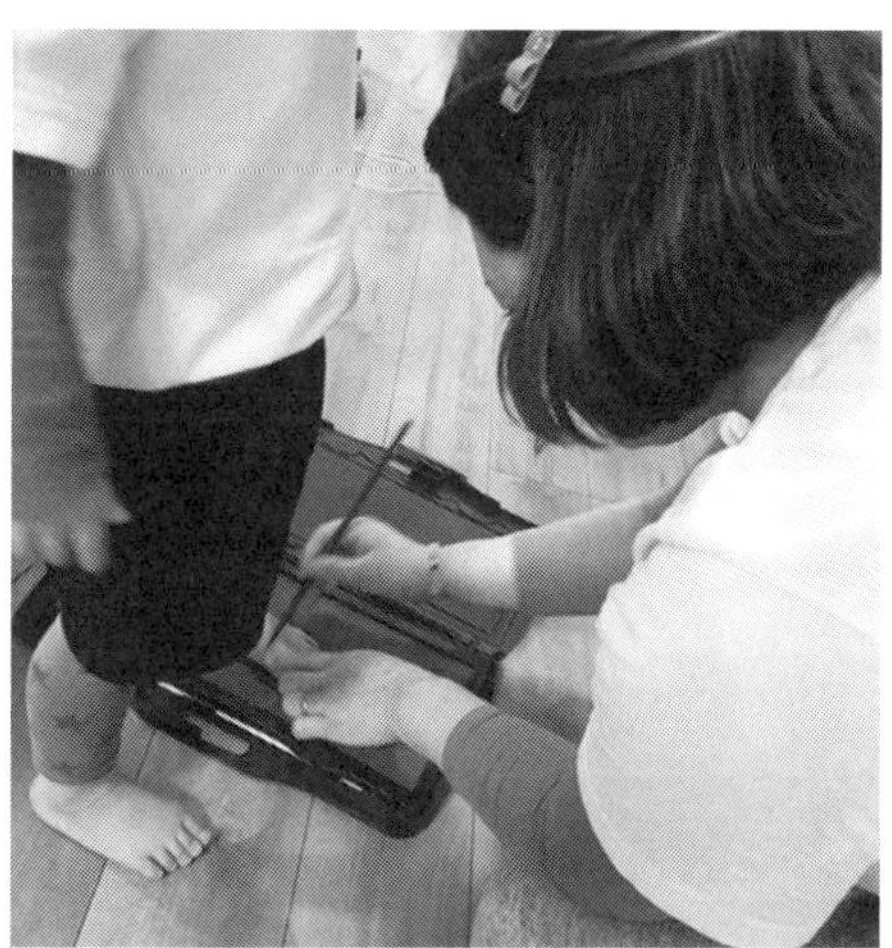

保健センターでの計測

〈3〉子どもの足のサイズ

靴のJIS規格（日本工業規格）

EE		EEE		EEEE		F		G	
足囲	足幅	足囲	足幅	足囲	足幅	足囲	足幅	足囲	足幅
122	48	128	50	134	53	140	55	146	57
126	50	132	52	138	54	144	56	150	58
130	52	136	54	142	56	148	58	154	60
134	53	140	56	146	58	152	60	158	62
138	55	144	57	150	59	156	61	162	63
142	57	148	59	154	61	160	63	166	65
146	59	152	61	158	63	164	65	170	67
150	60	156	62	162	64	168	66	174	69
154	62	160	64	166	66	172	68	178	70
158	64	164	66	170	68	176	70	182	72
162	65	168	67	174	69	180	72	186	74
166	67	172	69	178	71	184	73	190	75
170	69	176	71	182	73	188	75	194	77
174	70	180	72	186	75	192	77	198	79
178	72	184	74	190	76	196	78	202	80
182	74	188	76	194	78	200	80	206	82
186	75	192	78	198	80	204	82	210	84
190	77	196	79	202	81	208	83	214	85
194	79	200	81	206	83	212	85	218	87
198	81	204	83	210	85	216	87	222	89
202	82	208	84	214	86	220	88	226	91
206	84	212	86	218	88	224	90	230	92
210	86	216	88	222	90	228	92	234	94
214	87	220	89	226	91	232	94	238	96
218	89	224	91	230	93	236	95	242	97
222	91	228	93	234	95	240	97	246	99
226	92	232	94	238	97	244	99	250	101
230	94	236	96	242	98	248	100	254	102
234	96	240	98	246	100	252	102	258	104
238	97	244	100	250	102	256	104	262	106
242	99	248	101	254	103	260	105	266	107
246	101	252	103	258	105	264	107	270	109

●小児靴（12 歳未満）

足長		A		B		C		D		E	
cm	mm	足囲	足幅	足囲	足幅	足囲	足幅	足囲	足幅	足囲	足幅
10.5	105			98	40	104	42	110	44	116	46
11	110			102	42	108	44	114	46	120	48
11.5	115			106	43	112	45	118	48	124	50
12	120			110	45	116	47	122	49	128	51
12.5	125			114	47	120	49	126	51	132	53
13	130			118	48	124	51	130	53	136	55
13.5	135			122	50	128	52	134	54	140	56
14	140			126	52	132	54	138	56	144	58
14.5	145			130	54	136	56	142	58	148	60
15	150			134	55	140	57	146	59	152	62
15.5	155			138	57	144	59	150	61	156	63
16	160			142	59	148	61	154	63	160	65
16.5	165			146	60	152	62	158	65	164	67
17	170			150	62	156	64	162	66	168	68
17.5	175			154	64	160	66	166	68	172	70
18	180			158	65	164	67	170	70	176	72
18.5	185			162	67	168	69	174	71	180	73
19	190			166	69	172	71	178	73	184	75
19.5	195			170	70	176	73	182	75	188	77
20	200			174	72	180	74	186	76	192	78
20.5	205			178	74	184	76	190	78	196	80
21	210			182	76	188	78	194	80	200	82
21.5	215			186	77	192	79	198	81	204	84
22	220			190	79	196	81	202	83	208	85
22.5	225			194	81	200	83	206	85	212	87
23	230			198	82	204	84	210	87	216	89
23.5	235			202	84	208	86	214	88	220	90
24	240			206	86	212	88	218	90	224	92
24.5	245			210	87	216	89	222	92	228	94
25	250			214	89	220	91	226	93	232	95
25.5	255			218	91	224	93	230	95	236	97
26	260			222	92	228	95	234	97	240	99

（規格番号 JISS5037 最新確認年月日 2014年10月20日）

〈4〉足育手帳

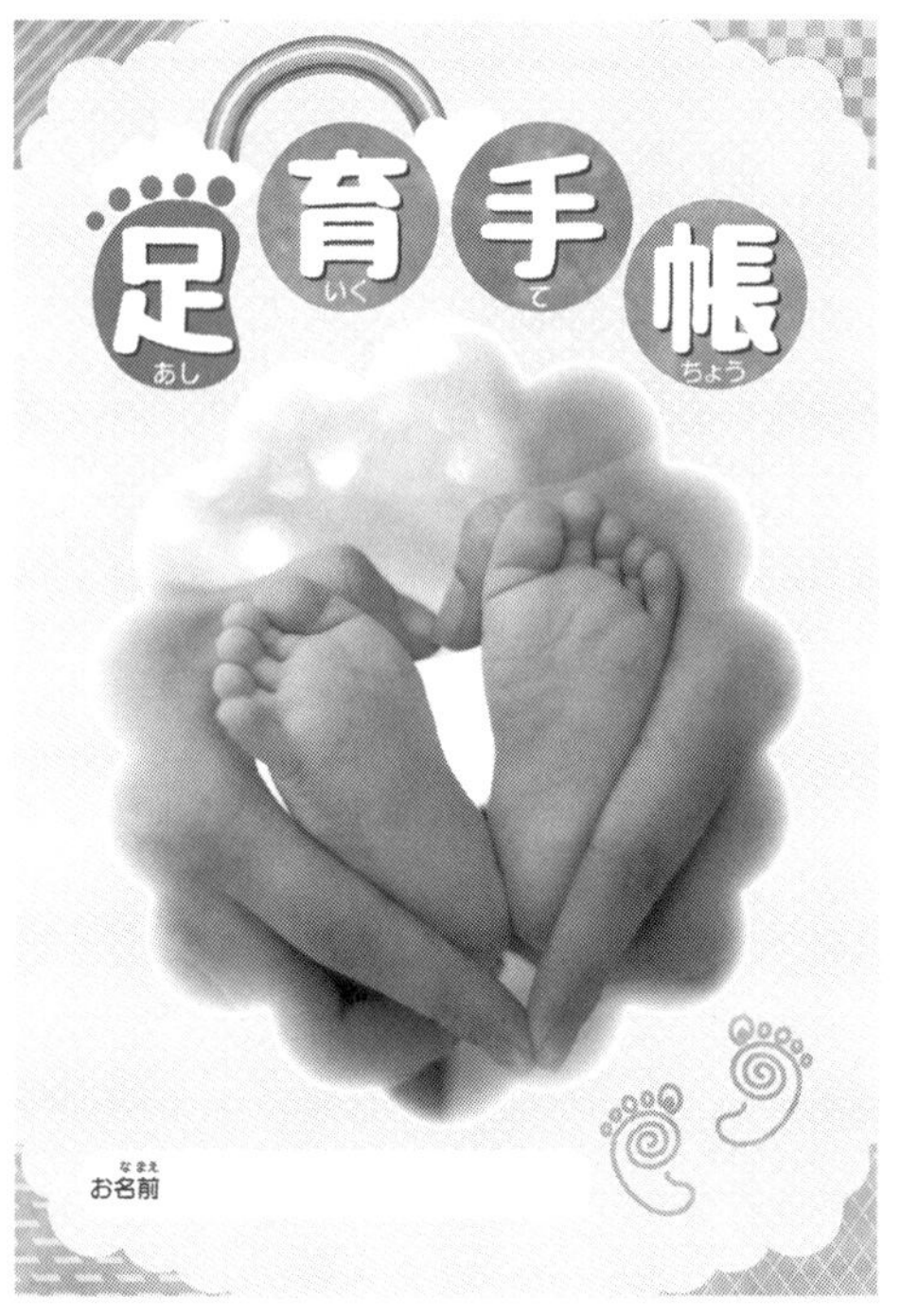

足育体操　たったったっ

作詞：足育アドバイザー® 有志
作曲：中西朋世

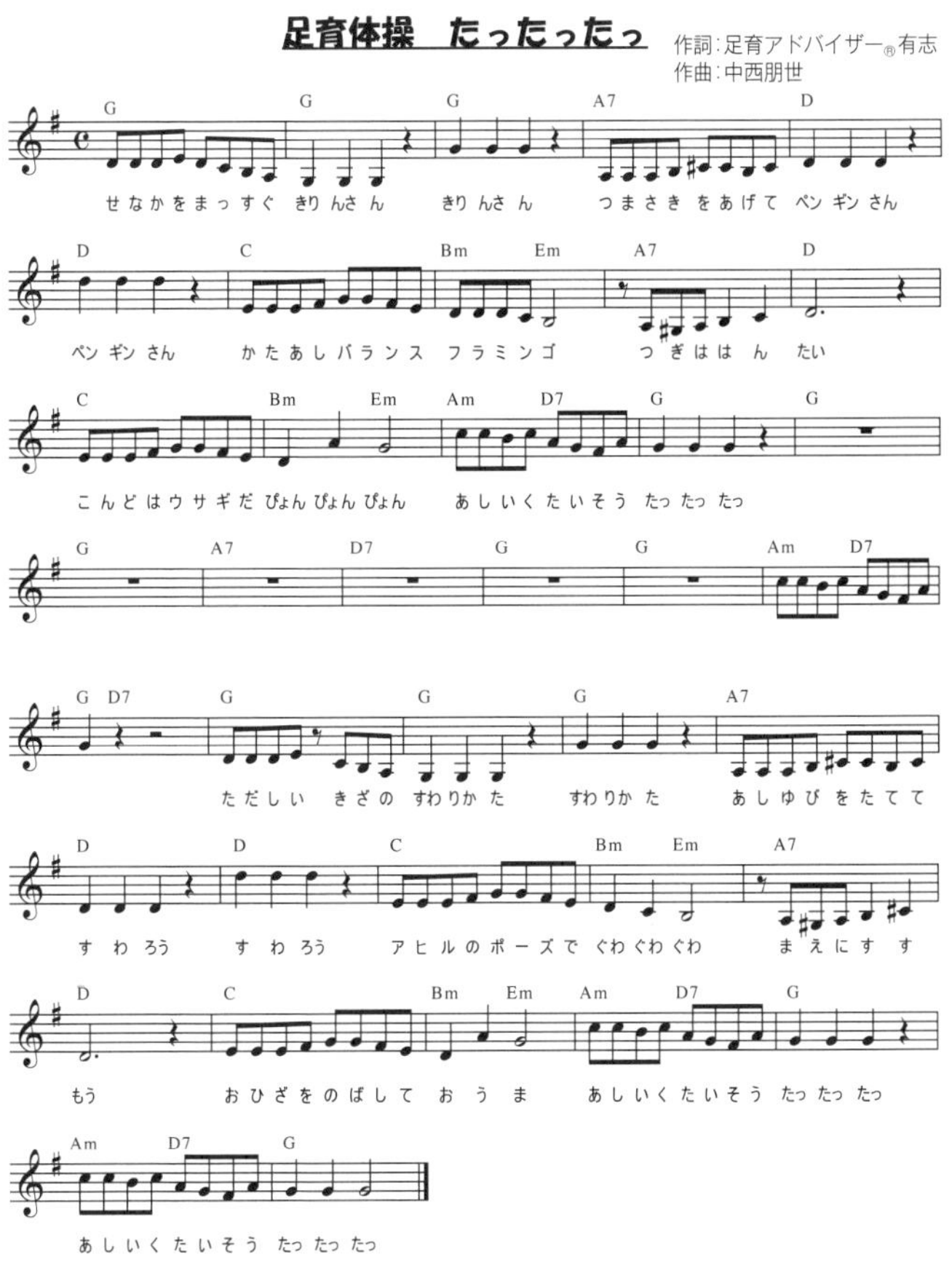

1. 背中をまっすぐ
   キリンさん キリンさん
   つまさきを上げて
   ペンギンさん ペンギンさん
   片足バランス フラミンゴ～
   次ぎは はんた～い
   今度はうさぎだ
   ピョンピョンピョン
   足育たいそう たったった

2. 正しい きざの
   座り方 座り方
   足指を立てて
   座ろう 座ろう
   アヒルのポーズだ
   ぐわ ぐわ ぐわ
   前にすすもう
   お膝を伸ばして おうま
   足育たいそう たったった
   足育たいそう たったった

【監修者】

武藤 芳照（むとうよしてる）

東京健康リハビリテーション総合研究所 所長。

１９７５（昭和50）年名古屋大学医学部卒業後、東京厚生年金病院（現ＪＣＨＯ東京新宿メディカルセンター）整形外科医長を経て、東京大学教育学部教授、同学部長、同大理事・副学長、日本体育大学保健医療学部教授などを経て、２０１８（平成30）年4月より現職。東京大学名誉教授。

【執筆者一覧】

玉島 麻理（たましま まり）

日本足育プロジェクト協会理事長。「足育Ｌａｂ・Ｔａ・Ｔａ・Ｔａ」を主宰し、0歳からの小学生までの足育教室を開室。

小学校教諭第2種、歯科衛生士免許。創価大学通信教育部教育学部卒業。大阪総合保育大学大学院児童保育研究科修士課程令和元年度修了。

小野　直洋（おの　なおひろ）／第7章担当

小野整形外科院長／日本整形外科学会専門医、日本整形外科学会認定スポーツ医、日本整形外科学会認定リハビリテーション医、日本整形外科学会認定リウマチ医、株式会社アサヒシューズメディカルアドバイザー、ＮＰＯ法人日本足育プロジェクト協会名誉理事。「健康は足もとから」をモットーに、膝のトラブルを予防する靴「アサヒメディカルウォーク」や、裸足感覚を実現した子ども靴「アサヒ健康くん」の開発監修に携わるなど、足と健康に関する研究・講演活動や靴メーカーに対する助言など活躍の場は多岐にわたる。

高山　かおる（たかやま　かおる）／第6章担当

山形大学医学部卒業後、東京医科歯科大学皮膚科学教室で医学博士取得。２００３（平成15）年に厚生労働省が行った高齢者の足に関する調査等から、足や爪のトラブルと下肢機能に着目。２００６（平成18）年より東京医科歯科大学附属病院皮膚科にて、足のトラブルの原因を追究し根治を目指すためのフットケア外来を開設。２０１５（平成27）年より済生会川口総合病院皮膚科の主任部長に就任。同病院においても足と爪のケア外来を開設し患者の治療にあたる。著書に『皮膚科医が教える本当に正しい足のケア』（監修・家の光協会）、『巻き爪、陥入爪、外反母趾の特効セルフケア』（マキノ出版）『ガサガサかかとが危ない！ 足の手入れが健康寿命を延ばす』（家の光協会）。その他医療者のためのフットケア専門書『足育学』（全日本病院出版会）の編集などにあたる。

【参考文献】

武藤芳照／深代千之／深代泰子 共著『子どもの成長とスポーツのしかた』築地書館、1985年

武藤芳照著『子どものスポーツ』東京大学出版会 1989年

武藤芳照／太田美穂 共著『からだを育む』丸善 1997年

武藤芳照著『よみがえれ風の子－子供の体の育み方－』中央公論新社 2002年

武藤芳照編集『マンガ運動器のおはなし－大人も知らないからだの本』学習研究社 2005年

武藤芳照監修／上内哲男実技指導『つくろう！ 元気なカラダ!! 良い姿勢と運動器』東山書房 2015年

【協力】

●東京健康リハビリテーション総合研究所　金子えり子、芦田由可里、山本久子、小川誠、棟石理実、澁谷梨穂

●特定非営利活動法人日本足育プロジェクト協会　大谷知子、成田あす香、米丸亜矢子、小川奈緒子、

久保田真己、西野美佳、黒田久美子、岩崎聡子、高階貴子、足立恵美、加藤恵美
・公益財団法人運動器の健康・日本協会
【写真協力】
足育Ｌａｂ・Ｔａ・Ｔａ・Ｔａの足育教室に通う子どもたち
佃 優空、コルドモンス怜旺、恋空、満里旺

■出版に当ってご協賛をいただきました方々です。心より感謝申し上げます。

—日本足育プロジェクト協会—

医療法人 松川矯正歯科医院 松川 正美
金沢粋屋、株式会社グランエスペランサ、結婚教育Lab.
デンタルクリニックふじい、林 万リ、PIZZERIA ICARO、株式会社 ペディキュール、親子育ちの場～らくらし～代表 親子育士 西野美佳
松橋智恵子、吉原悦子、快適な靴と足WOHLTAT代表 藤井 恵、田中弘康・ヨシ、Arco西岡光雄
ひさし歯科医院、医療法人西川歯科 西川岳儀、豊中愛鍼灸整骨院 内田泰文、秋田泉巻き爪矯正フットケアセンター、北田雄夫、メディカルフットケア足救、株式会社山忠 ケアソク、照福こども園、株式会社ネクステージ、訪問介護ステーションつながり、リハティスプラス 乾 亮介、「靴を考える会 北海道」、エレファントジャパン株式会社高橋あゆみ、大津市認可 小規模保育所ぽっけ・ぽぽら、増田和博、平 雄介、森のようちえん ウィズ・ナチュラ、栗木佳代、大藪義之、武学士レノンリー、横川裕之、特定非営利活動法人 日本結婚教育協会、宗教法人 本眞寺 しおん大谷保育園、

上原 舞、村島和代、おじゃりもうせ種子島～身体の土台は足元から～ 村田智恵美、みやざき足育センター、照屋祐子、若石リフレクソロジー&足育【KICO】、Assist、和泉さゆり、フットケアサロンBaum黒田久美子、姿勢の教室 才色健美人 竹上由美、川原由香里、solachine岩﨑聡子、Foot LiiTANTa 米田雅美、加曽利美和、キッズピラティス インストラクター中尾純哉、ちゅらあんよ 佐久間恭子、藤田伸子、久保田真己、寺川のりこ、谷内智美、「絵本の和」山下和子、Team8(チームエイト)小川新太郎 小川奈緒子、吉嶺淳子、荒牧奈緒美、山田純子、石井助産院、今瀧伸子、鈴木章代、児玉さつき

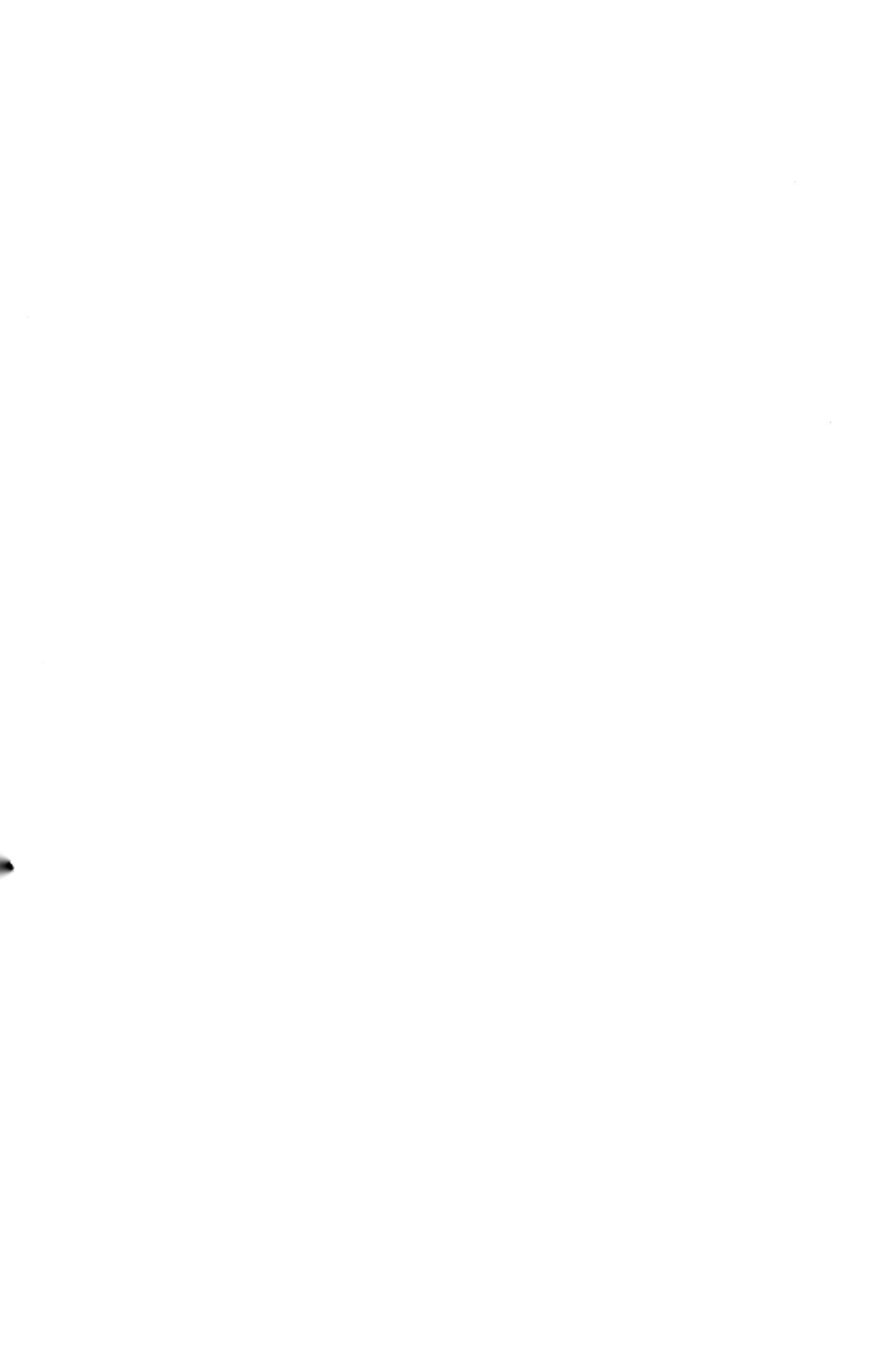

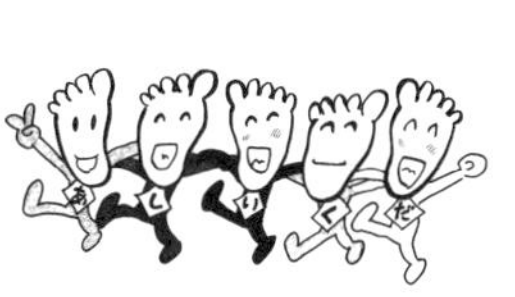

子どもの足のトラブルを防ぐために
0歳からの足育（あしいく）のすすめ

2020年5月25日　初版第1刷発行
2023年11月20日　初版第3刷発行

監修者　武藤芳照
著者　玉島麻理
　　　小野直洋
　　　高山かおる

発行者　森下紀夫
発行所　論創社
東京都千代田区神田神保町2-23　北井ビル
Tel 03(3264)5254　Fax 03(3264)5232
web.http://www.ronso.co.jp/
振替口座00160-1-155266

イラスト／久保谷智子
図書設計／吉原順一
印刷／中央精版印刷
ISBN978-4-8460-1923-5